はじめに

色覚検査とは何か？

　今それを知りたい人の多くは，インターネット検索をするだろう．すると，かつて日本の学校で使われていた「検査表」がずらりと出てくる．現在30歳以上ならば，だれもが一度は見たことのあるものだ．現在のネット上では，動画で説明するサイトや，検査をセルフチェックするサイトや，フリーソフトウェアで検査できると謳うものまである．「検査表」の代わりに画面に文字や模様が映し出される．色と色の見分けがつかなければ何が描かれているかわからない．そうすると「色覚異常」というわけだ．

　次に画面に現れてくるのは，「色覚異常を絶対的欠格事由とする職業」の説明だ．ごく当たり前のように示されるが，色覚以外の身体的特徴で「就けない職業の一覧」など見ることはない．これが，私たちの国の，色覚異常及び色覚異常と判定される人に対する「常識」になっている．

　厚生労働省が，「色覚異常と判定された人でも大半は支障なく業務を行うことが可能であることが明らかになった」「業務に特別の支障がないにもかかわらず，事業者において採用を制限する事例も見られる」として，雇入時健康診断の必須項目から色覚検査を廃止したのは，2001年だった．また，「近年，色覚異常についての理解が進み，色覚検査で異常と判別される児童生徒でも，大半は学校生活に支障はない」と，文部科学省も2003年度から健康診断の必須項目から（それまでは小学４年生に行っていた）色覚検査を削除した．

　しかし，先に述べたこの国の「常識」は，一度廃止になった「学校色盲検査（学校で行われる色覚判定検査）」を「復活」させる大きな力を持っていた．「色覚検査は定期健康診断の項目に含まれていないが，児童生徒が自身の色覚の特性を知らないまま進学・就職等で不利益を受けることがないように，学校医による健康相談等において，必要に応じ個別に検査を行う」として，眼科医や文部科学省から学校へ「学校で検査できることを保護者へ周知する」要請が始められ，2016年度からは，以前の必須化に戻されたかのように，多くの地域や学校で学校色盲検査が行われるようになった．「色覚　ほけんだより　pdf」でネット検索すると，全国の学校から家庭に色覚検査を周知している文面を数多く見ることができる．

そもそも色覚異常を絶対的欠格事由とすることに合理性はあるのか．色覚異常と判定される筆者は，「過去，色覚異常が原因の鉄道や船舶事故が数多く起きている」ことをこれまで幾度も耳にしたり，文字で読んだりしてきたが，「数多く起きている」という事故の詳細を聞いたことも，読んだこともない．どんな事故がどれくらい起きていたのか，詳細を把握しない限り職業制限の妥当性に納得はできなかった．

　1875（明治8）年，スウェーデンのラーゲルンダで起きた鉄道事故の原因を，同国の生理学者ホルムグレン（Frithiof Holmgren）が，「色覚異常による事故であると明らかにした」ことに端を発し，世界的に色盲検査が広まっていったことは広く知られている．

　しかし，イギリス・ケンブリッジ大学のJ.D.Mollon，スウェーデン・チャルマーズ大学のL.R.Cavoniusが，2012年に発表した「The Lagerlunda Collision and the Introduction of Color Vision Testing（ラーゲルンダの鉄道衝突事故と色覚検査の導入）」という共著論文（以下，「ラーゲルンダ」論文）では，色覚異常が事故原因とは断定できず，他の原因がいくつも重なり合って起きたことが明らかにされている．さらに，ホルムグレンが色覚異常者が信号誤認することを証明したとされる公開実証実験では，まるで手品のような「演出」が行われていたことも，解き明かしている．ちなみに，Mollon氏は国際色覚学会々長を長らく務める色覚研究の第一人者だ．

　英語が苦手な筆者が，九州大学芸術工学研究院平松千尋准教授はじめ多くの人の援助を得て，ようやく2022年に，「ラーゲルンダ」論文の日本語版を発刊することができた．その過程で，筆者自身が色覚異常とこの事故とのかかわりの詳細を把握することができたことが何よりの成果だった．けっして容易に読める論文ではないが，ぜひ本書と併せて多くの方にお読みいただきたい．

　本書は，いわば，その「ラーゲルンダ」論文の続編とも言える位置づけで書いたものだ．

　一般に色覚検査は，1916（大正5）年に生まれた「石原式色盲検査表」と，その作成者である石原忍から語られることが多い，しかし，現存する文献によると明治改元後まもなく色盲とその検査方法は，すでに日本に伝えられていた．ホルムグレンの主張や彼が提唱した色盲検査方法も早くに伝わっており，国産初の「色盲検査表」発刊は，石原の作成より16年前に遡る．外国版の検査表をもとにしたその検査表は，２名の若い医師によって発刊されていた．彼らの発刊に至る思いを綴った文章からは，「より精確」な色盲検査を追い求める熱心な医師の姿が見えてくる．その思いを受け継いでいく医師のリレーの様子もうかがえた．のちに愛知医科大学々長になる眼科医小口忠太は「色盲が原因で起きた数多の証例」を示し，

−2−

厳密に検査する必要性を熱心に訴えていた．その「証例」の原著はドイツの著名な眼科医が示したものだった．それこそ筆者が求めていた「事故の詳細が記された証拠の一覧」だった．しかし，それが「証拠」であるとは，筆者には到底思えなかった．

そして，1920（大正9）年，世界に例を見ない「学校色盲検査」が日本で始められた．

本書は，それに至るまでの日本における色盲検査の歴史を辿ったものだ．

筆者は，ホルムグレンや小口，石原らを非難するために本書を発刊したわけではない．明治初頭から大正期までの日本における色盲観や色盲検査観を探ることが目的であり，それを21世紀の価値観と照らし合わせることで，現代の「色の感じ方が多数の人と異なる少数派の人（＝筆者は主として『少数色覚者』という語を使用する)」の社会的立場と，潜在した人権課題を考える一助になればと願い，筆を執った．

時代が変われば，物事のとらえかたや価値観は変わる．人権問題はその最たる例で，明治から現在を俯瞰してみれば，大きく変わっていることは容易に理解できよう．果たして，色覚問題（色覚の違いに起因する人権問題）は変わっているだろうか？

この本を手にしたあなたも，読み終えた後で，ぜひ考えていただきたい．

色覚検査とは何か？

凡例（本書で使用する用語について）

本文中にも用語説明を付しているが，ここではその概略を簡潔に示す．

色覚 ＝ 色の感じ方，色の感覚．同義語＝色神（しきしん）．

色覚検査 ＝ 色の感じ方を検査する目的を持った検査．

色盲 ＝ Color blindnessの訳語．語義は，「信号色等が判別できない鉄道や船舶の職業から排除されるべき人」をさす．日本では，のちに医学用語にもなる．

※「ラーゲルンダの鉄道衝突事故と色覚検査の導入」の原著タイトルは「The Lagerlunda Collision and the Introduction of Color Vision Testing」なので「色覚検査」と訳した．また，同論文中には，ほかにも "Color blind" "Color sense" "Congenital defect of colour vision" など引用を含めて多くの種類の用語が出てくるが，明確な意図を持って異なる表現を使用していると判断できなかったため，基本的に「色覚（検査）」の用語を用いた．

色盲検査 ＝ 不適格とされる鉄道等の職業から排除する人（＝色盲）を検出する目的で行う検査（色の感じ方を検査する目的の色覚検査とは区別する）．現代において「色覚検査」と称する場合でも，上記の目的であれば本書では「色盲検査」を用いている．

色覚異常 ＝ 医学的色覚検査で「異常」という判定をさす．現在の医学用語でもある．ただし，現在の医学的検査では使用する色覚検査器具により正常・異常の判定が異なる場合もある．色覚異常は，1型・2型などタイプ（かつては赤色盲・緑色盲などとも称していた）や，強度異常と弱度異常に分けることもある（2色覚と異常3色覚を程度として分類することもあった）．強度異常を色盲と称し，弱度異常についてかつては色神減弱という語が用いられ，その後色弱という表現が多用されている．本文中では，基本的に右記「色覚用語の新旧対照表」にしたがった．

現在は，新聞やテレビ放送等で，異常という言葉が不適切として "色覚障害" が用いられるが，筆者は "しょうがい" という区別も適さないと考える． "色覚特性" という語も多く使用されるが「特別な」性質ととらえるにも違和感がある．

少数色覚（者） ＝ 筆者は，ヒトの色覚多様性はごくありふれた色覚の違いだととらえている．その違いは優劣や，正常や異常の違いととらえるものではない（色覚多様性）という考え方から，男性の5〜8％，女性の0.2〜0.3％が有しているであろう少数派の色覚（その持ち主）を少数色覚（者）と称している．必ずしも医学的診断の色覚異常と同じとは限らない．

多数色覚（者） ＝ 少数色覚（者）の対義語

Color blindness（＝色盲）という語が一般化する前に，ジョン・ダルトンにちなんだDaltonism（＝ダルトンの色覚），Daltoniana（ダルトンと同じ色覚をもつ人）という語の提案もされ，現在も用いられることがあるが，前者は"少数色覚"，後者は"少数色覚者"と読み直すこともできる．これらにも，優劣や正常・異常という観点はないためだ．

色覚用語の新旧対照表

現	旧
短波長感受性錐体（S‐錐本） 中波長感受性錐体（M‐錐体） 長波長感受性錐体（L‐錐体）	青錐体 録錐体 赤錐体
1色覚 　杆体1色覚 　錐体1色覚	1色型色覚、全色盲 　杆体1色型色覚 　錐体1色型色覚
2色覚 　1型2色覚 　2型2色覚 　3型2色覚	2色型色覚 　第1色盲 　第2色盲 　第3色盲
異常3色覚 　1型3色覚 　2型3色覚 　3型3色覚	異常3色型色覚 　第1色弱 　第2色弱 　第3色弱
1型色覚 2型色覚 3型色覚	第1色覚異常 第2色覚異常 第3色覚異常
後天赤緑色覚異常 後天青黄色覚異常 後天1色覚	後天赤緑色覚異常 後天青黄色覚異常 後天全色盲

岡島修　眼科ケア2018　vol.20 no.3: 8

もくじ

はじめに　　　　　　　　　　　　　　　　　　　　　　1

凡例（本書で使用する用語について）　　　　　　　4

学校色盲検査が始まるまで　　　　　　　　　8

序章　「頻繁におこった」？　　　　　　　　　8

第1章　1870年〜　色盲と色盲検査の輸入　　10
色盲の伝来　　　　　　　　　　　　　　　　　　10
西洋での高い関心　　　　　　　　　　　　　　　15
鉄道略則の時代　　　　　　　　　　　　　　　　17
日本で最も古い色盲検査の記録　　　　　　　　　18

第2章　1880年〜　求められる色盲検査　　　19
医学書に見る色盲　　　　　　　　　　　　　　　19
ホルムグレンの記述と検査手順　　　　　　　　　20
「色盲の新説」　　　　　　　　　　　　　　　　23

第3章　1890年〜　広げられた「支障がある職業」　24
医学書以外の説明　　　　　　　　　　　　　　　24
「とても支障があるもの」　　　　　　　　　　　26
「実際に鉄道で使用して居る信号で検査」　　　　27

第4章　1900年〜　求められる「完全な弁色力」	29
国産初の検査表に込められた熱い思い	29
30年以上の空白	32
「ただこの為めに出来る害を防ぐ注意」の必要性とその根拠	32
羊毛法から仮性同色表へ	35
「まったくもって足りない」のか？	36
二分化される色の感じ方	37

第5章　1910年〜　ナーゲルと小口忠太	41
声を上げた二人	41
「鉄道及船舶衝突ノ数多ノ証例」	44
ナーゲルの原文	47
小口とホルムグレンと	50

第6章　1920年〜　学校色盲検査の始まり	57
加えられた「色神」	57
学校色盲検査の実際	60
三つの疑問	60
「若し是が正確に行われたら」	62
学校色盲検査考	65

終　章　2024年〜　100年後に考える	68
伝説の構築　その1	68
伝説の構築　その2	68

原文参照	71
あとがき	83

学校色盲検査が始まるまで

尾家　宏昭

序章　「頻繁におこった」？

　これまで，少数色覚はさまざまな職業において過誤や事故の原因になると考えられがちだった．筆者も，検査の必要性としてこうした説明を何度目にし，耳にしてきたかわからない．しかし，そのことについて必ずしも正確な論証や説明がなされることはなかった．

　たとえば，色覚異常が重大な事故を生んだものとして世界的に広く流布せられていた事例に「ラーゲルンダの鉄道事故」があった．しかし，これについてJ・モロンとL・カボニウスが詳しく再検証したところ，そのような証明はされていなかったばかりでなく，色盲が信号の取り違えを起こすことを証明したとされた公開実証実験では，必ず取り違えるようトリックが仕組まれていたことさえ明らかになった．色覚異常が危険だという主張の根拠は，こうして作り出された「神話」だったのだ（Mollon and Cavonius 2012＝2023）[1].

　筆者は，これに触発され，少数色覚に関する言説や色盲検査が，いつ，どのように日本に伝えられ，どのように理解されたのか，さらに，児童生徒に一律義務化されてきた学校色盲検査（学校において制度として行われる色盲検査）は，どのようにして始められるに至ったのかを，現存する文献資料等の記述から探っていった．

　近年，関連する人文社会系の研究も進んでおり（徳川 2016，馬場 2020）[2]，その中にいわゆる石原表と学校色盲検査に関する吟味が含まれているのは重要なことと思われる．しかし，本書は，これをふまえつつ，主として石原表に至る前史について紐解いていく．

　2005年，太田安雄は「色覚検査の歴史」の中で，次のように記している（太田 2005）[3].

明治8年（1875）スウェーデンに鉄道事故があり9人が死亡し，同国のHolmgrenが調査の結果，その運転手の色覚異常に起因することを報告して，この事件は氏の毛糸検査法と共に有名になった．また明治40年（1907）汽船の衝突事故があり107名が溺死，調査の結果，一方の船長が色覚異常であることが判明した．このようなことが頻繁におこったので危険な事例が海員や鉄道員の間でよく知られるようになり，其の運行には制限が必要という考えが広まった．

　引用の冒頭，スウェーデンの鉄道事故として触れられているのが，上記の「ラーゲルンダ

の鉄道事故」だ．のちの検証を待たねばならなかったこととはいえ，事故例が，つい近年に至るまで，無批判に踏襲されてきたことが分かる．これは学校色盲検査で使用されてきた色盲検査表の中の説明でも同様だった．では，それはいつから始まったことなのだろうか．

　太田によれば，日本では1712年に写本された本の中に色覚にかかわるらしい記述もあるというが，本書では，色盲と色盲検査が西洋から伝えられた明治期以降の文献をもとに述べていく．それは，1875年に発生した「ラーゲルンダの鉄道事故」頃の日本における色盲検査の歴史でもあり，太田の記述の検証でもある．これまで何度も目にしてきた，色覚異常者による事故が「頻繁におこった」という事例の有無と，事例があるならその詳細，そして制限の必要性から学校で一律に色盲検査が行われるようになる過程を知りたいという思いから，筆者は調べ始めた．

　本書で用いる言葉の意味について前もって断っておこう．本書では，色覚多様性という考え方から，男性の5～8％，女性の0.2～0.3％が有しているであろう少数派の色覚（その持ち主を）を少数色覚（者）と称している．かつては，"color blindness"の訳語として「色盲」という語が使用され，近年では「色覚異常」とも称される．それは一見，独立の医学的なカテゴリーだと思われるかもしれない．しかし，そうではなく，前述のように，実質上は，鉄道等の運行への従事に関する不適格者を意味していたと言ってよいだろう．また，現在では「色覚検査」という語が多く用いられるが，被検者の色の感じ方を調べるのであれば適切な用語だと言えるが，職業制限と結びつける検査であれば歴史的用語として「色盲検査」と呼ぶべきだろう．そのため，本書では，検査の目的に応じて色覚検査と色盲検査を区別し，使い分けている．

---

[1] Mollon, J.D. and L, R. Cavonius, 2012, The Lagerlunda Collision and the Introduction of Color Vision Testing, *Survey of Ophthalmology*, 57(2) :178-194 =『ラーゲルンダの鉄道衝突事故と色覚検査の導入』, 2023, しきかく学習カラーメイト

[2] 徳川直人, 2016,『色覚差別と語りづらさの社会学：エピファニーと声と耳』, 生活書院
　　馬場靖人, 2020,『〈色盲〉と近代十九世紀における色彩秩序の再編成』, 青弓社

[3] 太田安雄, 2005,「色覚検査の歴史（1）」,『日本色彩学会誌』:29(1), 54-5

第1章　1870年〜　色盲と色盲検査の輸入

色盲の伝来

　『日本眼科学会百周年記念誌』によれば，1857（安政4）年来日したオランダ人医師のポンペ・ファン・メールデルフォールト[4]は，長崎の養生所で，日本で初めて系統的医学の講義を行ったとされている．その翻訳とされる『眼科摘要』には，少数色覚に関する記載は見られない．ただ，同書には遠視や近視などについても詳しい記載がなく，河本重次郎は「原著ニ其篇ノナキカ或ハ之レヲ略セルカ不明ナリ」と述べている（河本1928）[5]．その後，ポンペの後任として1862（文久3）年から1870（明治3）年まで日本で教えていたアントニウス・ボードイン[6]の講義録『眼科新論』には，現代語訳すると以下のような記載が見られる．

（なお，現代語訳にあたってニュアンスの違いもあると思われるため，引用原文を巻末にまとめて示す．引用末尾に記した「アルファベットの記号」で参照されたい．また現代語訳及び原文には引用者においてルビを付した箇所がある．）

> もろもろの色の光線が集まって眼の中に来れば白色となり，二色の光線が眼の中に入れば混ぜ合わせた色が顕れる．また人間は数十種の同じ色をよく区別することができる．このきまりは赤と橙黄との間になお数十種を区別することもできる．その術をもつ人，中でも染物「アツフリーキ」の徒はよくこれを区別する．人にはもともとある一つの色を識別できない者もある．赤色を知らない人もいる．緑色を感じない人もいる．あるいは，他の色と誤認する人もいる．つまり，赤を緑として緑を赤と言う人たちはこの人たちだ．あるいは，もろもろの色を区別することができず混同する者もいる．A

　これが，当時の医学生に教えられた内容だ．

　当時の日本は，多くの「お雇い外国人」を招き，知識や技術の習得を急いでいた．医学も「お抱え医師」から新知識を学ぶしか術はなく，少数色覚の存在も西洋から伝えられた．しかし，ボードインの『眼科学』には，まだ少数色覚を指し示す用語は見当たらない．

　ジョン・ダルトンの名前にちなんでダルトニズム（Daltonism）の語を初めて使用したのはスイスのピエール・プレヴォー[7]で「ダルトニアンと呼ぶべき人々（eux que j'ai

---

[4] ポンペ，Pompe van Meerdervoort, Johannes Lydius Cathrinus, 1829-1908，長崎奉行所の海軍伝習所の一室で1857年医学の教授を始めた．教授開始早々より本格的な病院と医学書の必要性を幕府に訴え，文久元年日本最初の本格的な病院（養生所）を完成させた．それは，日本で最初の本格的な医学伝習の始まりとされている．

[5] 河本重次郎，1925，「ポンペノ眼科」眼科小言，『日本眼科学会雑誌』32(12)：138　河本については注53参照

[6] ボードイン，Bauduin, Antonius Franciscus, 1820-1885，ポンペの恩師であり長崎養生所の後任（1862から3年半）．

coutume d'appeler daltoniens)」と印刷物に書いたのが始まりだろうと，モロンは述べている（Mollon 2016:2）[8]．その後，この語はダルトンの名を貶めると異議が唱えられ，大きな論争となった．馬場によると，スコットランドのディヴィッド・ブリュースター[9]は，他にも提案された「煩雑な学名の数々に対してさんざん悪態をついたあと・・・（略）・・・こう付け加えた．『われわれは色盲（Color blindness）という言葉を使ってきた．なぜならそれは単にひとつかそれ以上の色に対する盲目を指しているからである．』これが日本語の『色盲』に対応する"color blindness"の語源である．」（馬場 2020）[10]．この論争に対し，ダルトン自身は平然としていたという．「ダルトンは自分の特異な視覚に腹を立てるよりもむしろ面白がっており，そのことに関して他人の好奇心を満足させる用意は常にできていた．」とジョージ・ウィルソン[11]は書き記している（Mollon 2016:2）.

　その"color blindness"を初めて書物の名に冠したのが，1855年のジョージ・ウィルソンによる『色盲の研究（*Researches on Colour-Blindness*）』だった．同書には「鉄道と海運における現行の色信号に伴う危険に関する補論」が付されていた．少数色覚に関する初の体系的な研究書であると同時に，色覚と職業適性という実際的な問題に迫ろうとする書物でもあった．ウィルソンは「色盲者が最も深刻に不適格とされる職業」として船員と鉄道員をあげていた．もっとも，馬場によると，一斉検査と職業制限ばかりを説いたわけでもない．ウィルソンは「一方では，色盲者を特定の職業から排除すべしと言い，他方では，信号を改善して色盲者の能力を有効活用すべしと言う．」と「『色盲者排除論』と『信号改善論』のあいだの揺動」が見られるという（馬場 2021:89-91）[12].

　では，この"color blindness"の語がいつ日本に伝わり，色盲の語が使用されるようになったのはいつなのだろう．筆者が確認できた色盲の語が見られる日本最古の刊行物は，大阪府病院（大阪大学医学部の前身）の出版物『医事雑報 第一号』[13]だ．同書に収められた6ページほどの文章の題目が「色盲」【図1】で，これが初出と思われる．その内容は，1870（明治3）年に来日し同病院で教師をしていたオランダの医師クリスチャン・エルメレンス[14]の

---

7 プレヴォー，Prévost, Pierre, 1751-1839, ジュネーブ州の哲学者及び物理学者．
8 John, Mollon, 2016, The Original Daltonian, *DALTONIANA No.115*
9 ブリュースター，Brewster, David, 1781-1868, スコットランドの科学者，発明家，作家，エジンバラ大学校長
10 馬場靖人，2020,『〈色盲〉と近代 十九世紀における色彩秩序の再構成』，青弓社 : 136
11 ウィルソン，Wilson, George, 1818-1859, スコットランドの化学者及び著述者．エジンバラの王立協会特別研究員．
12 馬場靖人，2021, G・ウィルソンの信号論の理路 -色盲者の排除と包摂の狭間で-,『表象・メディア研究』(11) :85-104
13 『医事雑報 第一号』，1876, 荷蘭越爾蔑嗹斯氏述 明治九年五月 大阪府病院，物部誠一郎筆録，終号は不明
14 エルメレンス，Ermerins, Christiaan Jacob, 1841-1880, オランダ医師，1870年大阪の医学校教師に着任．1873年大阪府病院開院時に教師として迎えられた．任期満了で1878年帰国．大阪大学医学部本館前に頌徳碑がある．なお，同じくエルメレンスの講述和訳に『越氏生理各論』（越爾蔑嗹斯講述，1877, 大久保常成 筆録，村上俊平校訂，後編四）もあるが，それには「弁色作用」として色覚に関わる詳細な記述があるが，色盲検査や鉄道への言及は見られない．

講述和訳だ．同書巻頭にエルメレンスの名と併記して「物部誠一郎[15]筆録」と記されている．日本語に訳した物部が，色盲という訳語を生み出したのではないか．

『医事雑報 第一号』は，廃刀令が出された1876（明治9）年に発刊された．フルチホフ・ホルムグレン[16]が，ラーゲルンダ事故後，自国の民間鉄道の従業員に検査を行い，4.8%を色盲と判定し，さらに公開実証実験で，色盲検査の必要性を強く主張した年でもあった．

色盲とは物を観てその物の色を識別することができない者をさす．ただし各種の物色をことごとく識別できない者はごく稀(まれ)で，ただ赤色のみを識別しにくい者が多く，これを赤色盲という．これに罹患(りかん)する人はプリズムで日光を分解するとき7色中の赤色を見わけることができない．ただしこのような人でも赤色に少し黄色を混ぜれば，ほぼ識別できる．オランダ人の赤色盲の男が，あるとき私の家にやってきて，庭にある満開のツツジの花を観たのだが，少しもその色を識別できなかった．しかし赤色インキは常人と同じようにはっきり見えないが，ほぼそれを識別できるという．おそらく赤色インキは純粋な赤色ではなく少し黄色が混

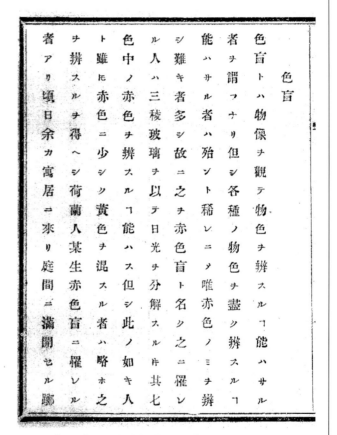

【図1】 医事雑報 第1号「色盲」部分冒頭

じっているためだろう．この赤色盲の原理はいまだ明らかになっていないが，今現在の学説に従えば次の通りだ．

---

15 物部誠一郎，生没年不詳，1872（明治5）大坂開成所生徒等級一覧に「英伝習生 第七等甲」という記載がある．大坂開成所は1870年設立の語学及び理化学の教育を行う学校．東京の大学南校と並ぶ西の洋学教育の拠点．1873大阪英語学校となる．
16 ホルムグレン，Frithiof，Holmgren，1831-1897，スウェーデンの生理学者，1875年に起きたラーゲルンダの鉄道衝突事故の原因を色覚異常が原因だと結論づけ，自らが開発した毛糸を使った検査（羊毛法とも呼ばれる）の使用を提唱した．1876年，国内民間運営の鉄道に従業員266人に検査を行い13人（4.8%）を色盲と判定した．

視神経の繊維はその末端がそれぞれ三枝に分れていて，一枝は赤色を見分け，一枝は緑色を見分け，一枝は紫色を見分けるもので，この三枝が同等の刺激を受けるときは白色を感じ，一枝の刺激が他の枝よりも減じたり，あるいは増したりすることによって種々の色を感じる．したがって赤色盲はおそらくその神経繊維の赤色の枝がまったく無く，ただ緑色の枝および紫色の枝だけが機能しているため色を見分けられない人だろうといわれている．

　治療医は，色盲を検査する法を知っておかなくてはならない．その検査法は鉄道に関係ある者において最も重要だ．なぜなら鉄道においては白緑赤の３色を使って路線が安全か危険かを示し，機関士はそれにより汽車を進ませるかどうかを判断するからだ．そのため，もしその色を見誤れば大変危険な状態に陥る恐れがあるのだ．この３色を示すには昼間は旗を用い，夜間は燈火（とうか）が用いられる．その白色は前方に障害がないことを示し，緑色は駅に入る前に汽車を停めるべきことを示し，赤色は前方に大きな障害による危険があるため直ちに汽車を停止すべきことを示す．だから，鉄道においてはこのように３色だけを用いるのだが，色盲の検査を行うときには様々な色を交換して被検者に示し，精密に鑑定しなければならない．ただ３色だけで試験すれば，その被検者が赤色が見えなくても偶然に的中しすり抜けることがあるからだ．それゆえこの試験を行うには「直径6寸6歩（ママ）くらい」の四角板（引用者注：一辺約18センチメートルと思われる）を数個作りそれぞれの板に各種の色を塗り，これを100メートルの距離に置いて被検者が識別できるかを試す．汽車は停止するときは惰力でなお前進し，そのために不慮の大災害を来すことがあるため，その機関車を操作する者は，このような離れた距離において各色を見分けられない者を採用してはならない．その上，この試験は昼夜および晴天と曇天（どんてん）において試さなければならない．西洋諸国では例年この試験を行うことになっている．これが最も良い方法だといえる．なぜなら鉄道の機関士と火夫（かふ）は，火熱と煙塵（えんじん）により大いに眼を害しやすくなっているからだ．

　総じて色盲を罹患している人の多くは，それを自覚していない．かつて，一人の縫匠（ほうしょう）（引用者注：着物をあつらえる人）が色盲を罹患しているのに自覚していなかった．赤色の布を黒い衣服に縫いつけ少しもその誤りに気づかなかったことがあったという．Ｂ

　ウィルソンの「揺動」に対し，ホルムグレンは1877（明治10）年「色盲と鉄道及び海上事故との関係」【図2】の中で，馬場の言う「色盲者排除論」を明確に主張した[12]．同書は，いくつもの国の言語に翻訳され，世界的に色盲検査が広がっていった．エルメレンスにラーゲルンダ事故の「原因」が届いていたかは定かではない．しかし，エルメレンスの論も「色盲者排除論」であり，その中で「偶然に的中しすり抜けること」がないようにする，昼夜お

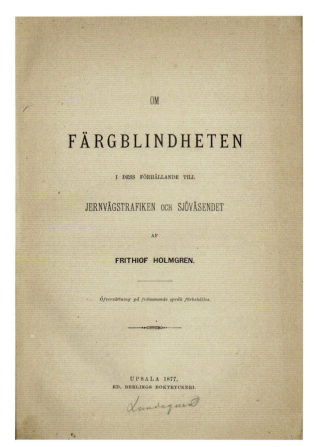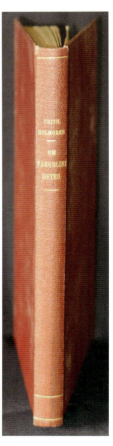

【図2】「色盲と鉄道及び海上事故との関係」(スウェーデン語版 原著)(全172ページ及び図版から成る)

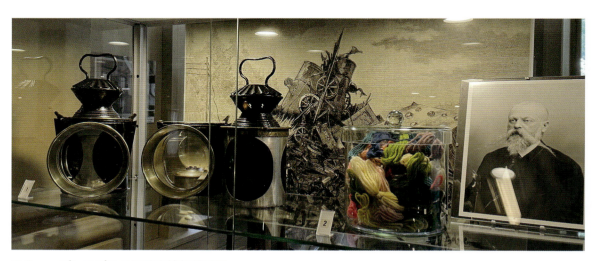

スウェーデンウプサラ医学史博物館展示
　左　　：公開実証実験で使用されたオイル灯(内筒が見えるように展示),
　中央：ホルムグレン式毛糸を使用した色覚検査器具,
　右　　：フルチホフ・ホルムグレン写真

(2023年7月21日筆者撮影)

よび晴天と曇天でも試すなど，「精密に鑑定」することを求めており，色盲検査は，職業制限のために実施するものだと明確に示している．なお，ここでいう「色盲」という語は，診断名というより，検査により抽出して制限・排除すべき人物を指しているとも言える．

　色盲検査の必要性と色盲者排除は，日本に重要事項として伝えられていることから，その考え方を支持する声が西洋では少なからずあったことがわかる．つまり，医事雑報で述べられていたのは，ホルムグレン以前からの色盲に対する西洋の考え方や，検査の様子だった．
　日本にとって，色盲の伝来は色盲検査の伝来でもあった．

西洋での高い関心

　1876年にイギリスのアールジー（Arlesey）駅で鉄道事故が起きた．詳細な事故検証記録も残っている．過去150年間の鉄道事故の原因をまとめた『鉄道探偵』の著者ホールは，その概略を「12月23日，イギリス，ベッドフォードシャーの駅で，グレートノーザン鉄道の急行列車が信号をオーバーランし，多数の貨車に衝突．6人が死亡」と記している（Hall 1990: 48）[17]．現在は，事故の主な原因が，機関士のエラー・信号手のエラー・不十分なブレーキパワーと解釈され，二次的原因として「不十分な鉄道のルール」が挙げられている[18]．機関士は事故で死亡しており，色盲であったか確かめるすべはなかったが，この事故を受けて，イギリスの各鉄道会社は色盲検査方法を確立した．しかし，検査を義務付ける法律はなく，各社とも色盲検査を採用するかしないかは自由で，検査方法も統一されていなかった．一方，船舶に関しては，1877年にイギリスの商務庁[19]が船長と航海士の資格取得に色盲検査を義務付けた．不合格になった場合は，その旨が証明書に記載された一方で，品行方正で節制を重んじる不合格者は，船長としての地位を維持することが許された．船主は少数色覚者を雇うことができたが，視力の規制は機関士・操舵手のみに適用され，見張り役はまったく規制されなかったという（Bailkin 2005: 95）[20]．

---

[17] Hall, Stanley, 1990, *Railway Detectives -150years of the railway inspectorate-*. IAN ALLAN LTD.
[18] Railways Archive（https://www.railwaysarchive.co.uk/eventsummary.php?eventID=4334）最終確認2024.1.10.
[19] Board of Trade. 現在の名称は「商務および外国植民地に関連するすべての事項を検討するために指名された枢密院の委員会庁（The Lords of the Committee of the Privy Council appointed for the consideration of all matters relating to Trade and Foreign Plantations）」略して商務庁，「貿易委員会」とも訳される．
[20] Bailkin, Jordanna, 2005, Color Problems: Work, Pathology, and Perception in Modern Britain, *International Labor and Working-Class History* 68: 93-111

ホルムグレンテストに合格したにもかかわらず，一等航海士の資格を与えられなかったトラトルズというイギリス人船員がいた．トラトルズは異議を唱え，その問題は議会で審議された．商務庁議長はホルムグレンテストの結果を支持したが，物理学者のウィリアム・アブニー[21]はトラトルズを1型色覚だと宣言した．ある冬の夜，蒸気船でテムズ川を下りながら航行灯を識別できることを証明してみせたトラトルズは，ようやく認定証を手に入れることができた．「トラトルズのケースは，第一次大戦前，色の知覚に関してどれほど強く公的な関心が集まっていたかを，よく例証している」とモロンは述べている（Mollon 2003:34）[22].

1885年，商務庁の審査会は色盲検査法を明確にした．医学的な訓練を受けていないにもかかわらず「船員の専門家」とされる人物が試験官だった．試験は，指定した色のカードを被検者が選ぶというものや，目の前に置かれた基本的な色の名前を言えるかどうかを確認するだけであり，色調を見分けたり順番に並べたりできるかどうかを調べる検査ではなかった．目的は，色盲の船員が昇進できないようにするためであり，元の職から外すためのものではなかった．ある港で行われた色盲検査で不合格になった者が，別の港で再検査を受けると合格することが多かった．ロンドン当局は上告した候補者の19%を合格させたが，リバプールでは41%，アバディーンでは71%という驚くべき結果も残されているという（Bailkin 2005: 98).

ベイルキンによれば，19世紀後半のイギリスでは，色覚異常は「社会の汚染源（social contaminant）」として解釈されるようになっていたという．船舶や鉄道に赤や緑の点滅灯が設置されるなど，労働や産業の現場が色彩であふれるようになるにつれ，労働者の色覚は医学的にも法律的にもますます重要な関心事となっていった．そののち，1890年代に入ると，商務庁は色盲規制に対する法制化を始めていく．労働者は，訓練を受けた医療専門家ではなく，自分の上司に検査されることが多かった．また，検査に合格を出すために金銭を要求された人や，上司の不当な指示を断った直後に「色盲になってしまった」人もいたという（Bailkin 2005: 98,100).　そのため労働者たちは商務庁の色盲規制に公然と反対し，色盲検査やその検査器具にも異議を唱えた．このような色盲検査実施側と被検者側の攻防が，イギリスでは起きていた．

---

[21] アブニー，Abney, William de Wiveleslie, 1843-1920. イギリスの写真家・天文学者・化学者．写真技術の改良，分光学分野の研究をし，1887年太陽の赤外領域のスペクトル写真の撮影に成功した．
[22] Mollon, J.D., 2003, The Origins of Modern Color Science, *The Science of Color*.

なお，『石原式日本色盲検査表 第三版』（石原 1920）に付された「通俗色盲解説」には，「1876（明治9）年にはスウェーデンで鉄道員・船員に検査が規定され，1877年にはドイツ，1879年にはオーストリアがそれに倣い，次いで日本でも実施するようになった」という説明がある[23]．しかし，これは日本で検査が行われ始めたことを示しているのだろうが，制度が定められたわけではない．日本の鉄道に「（色盲を）絶対ニ乗務セシメス」と定められたのは，1918（大正7）年になってからだった．

鉄道略則の時代

　日本においても色盲検査と鉄道及び鉄道吏員とは密接な関係があるが，その歴史は西洋諸国とは大きく異なる．隣国の清がイギリスの圧倒的軍事力に破れた衝撃は，江戸幕府に軍事力の近代化を急がせ，明治政府もそれを引き継ぎ富国強兵を推し進めた．遅れをとった海軍力の整備増強は喫緊の課題で，大型汽船の購入や建造，それを支える製鉄所の建造や工業技術の導入に力が入れられ，新政府は，政治制度の全国的統一，軍事力の強化及び近代諸産業の育成等，いわゆる初期の殖産興業政策を推進した．陸上における近代的輸送手段として，鉄道は重要視され敷設工事が急がれたが，イギリスに資金及び資材の調達並びに技術者の雇用等を一任することで鉄道建設に着手せざるを得ない状態だった[24]．

　1872（明治5）年，太政官布告「鉄道略則」が出され，同年新橋－横浜間に鉄道が開業した．しかし，1863年にロンドンではすでに地下鉄が開通しており，日本と西洋との状況はあまりにも違っていた．日本の鉄道開通時の機関士は「お雇い外国人」が担っていた．日本人の機関士が誕生したのは，1879（明治12）年になってからだ．この年はホルムグレンが「色盲と鉄道及び海上事故との関係」を出版した2年後で，同書が各国の言語に翻訳され，急速に色盲検査が世界に広がっていった頃だ．

　日本の鉄道は，もっぱらイギリスなど外国の考え方を移入し，運転に伴う保安の考え方やそのための機器はもとより，それらの教育，指導まで外国人の下で行われていた[25]．そのため，鉄道関係者には，エルメレンスが説明した「塗色した四角板を使う」というような検査を，日本人機関士等に行っていたとしても不思議ではない．

---

[23] 『石原式日本色盲検査表第3版』に附録として所収されている「通俗色盲解説」における「4色盲と職業」の項目，同年度初版刊の『学校用色盲検査表』にも通俗色盲解説は掲載され，それは1980年代まで続いた．なお，1950年初版の『ひらがな色盲検査表』にも掲載されてきた．

[24] 日本鉄道史 国土交通省ホームページ，h24.7.25更新: 4/77，最終確認2024.1.10.

[25] 電気鉄道技術変遷史編集委員会編，2014『電気鉄道技術変遷史』: 300

この時期までに発刊された医学書の検索では，少数色覚や色盲検査にかかわる記述は少なくない．これは，色盲及び色盲検査に高い注目を持った「お雇い外国人」から日本の医師へその知識を伝えていたという現れだ．

ただ，イギリスで起きていたような色盲検査実施側と被検者側の攻防の記録は，日本ではその後も含めてまったく残されていない．「お雇い外国人」から教えられた色盲検査を，当時の人々は，当然実施すべきものとして受け入れたということだろう．

日本で最も古い色盲検査の記録

現在の私たちになじみ深い「図の中から文字などを読み取らせる色覚検査表」は，仮性同色表（pseudoisochromatic plates）という．考案したのはドイツのヤコブ・スチルリング[26]で，1877（明治10）年に最初の仮性同色表を作成している．仮性同色とは，多数色覚者には異なって見える色が，少数色覚者には同じ色に見えやすいことを意味している．「スチルリング（氏）表」と呼ばれたこの発明は，合計10の表を使って検査するようになっていた．画期的だと賞された反面，多数色覚者が少数色覚者のように「誤読する」場合もあり，当時はホルムグレンが提唱した羊毛法が色盲検査の主流だった．

ドイツから来て東京大学で教えていた医師シュルツェ・エミール・アウグスト・ウィザム[27]が，1879（明治12）年に，学生や患者を対象として羊毛法による色盲検査を行ったという記録がある．このような調査はそれまで行われたことがなく，必要な色彩標本をドイツから取り寄せるには日数がかかりすぎると，シュルツェは夫婦で横浜まで出向いていろいろな色の毛糸を購入し，色分けして巻き付けたり，小箱をつくったり，色紙でいろいろな形を作って貼り付けたりして，検査用の道具を自分で製作して検査を行った（日本眼科学会 1997:10）[28]．これが，日本で最も古い色盲検査の記録だといえよう．

その後，この検査を体験しただろう学生2名が，それぞれ卒業後に研究者となり，色盲の語が登場する医学書を書いている．それぞれの概略は，次の章にて示す．

---

[26] スチルリング，Stilling, Jakob, 1842-1915，ドイツの眼科医．1877年，"Stilling's color table"と名付けた仮性同色表を発表．

[27] シュルツェ，Schuitze, Emil August Witheim, 1840-1924，ベルリンで医学校卒業，1874来日．東京医学校で外科と眼科を担当．その眼科の講義は詳細を極めたという．1881年帰国．

[28] 日本眼科学会，1997，『日本眼科学会百周年記念誌5』

第2章　1880年〜　求められる色盲検査

医学書に見る色盲

　1879（明治12）年，日本で初めて医学士18名が誕生した．その中の神内由己[29]が，1881（明治14）年，医学全般の書として『医家袖宝』を著している．また，神内より1年後に医学士となった榊俶[30]が，同じく1881年に『眼科学』を著している．いずれも洋書の翻訳で，色盲の語が登場する．

　神内は「色盲診断提要」と項を起こし，次のように説明をしている．

生理上において赤色，緑色および紫色の三種を原色とするが，色神が欠損する者（赤色や緑色等を区別できずに他の色と誤認する類）においてもまた赤色盲，緑色盲，紫色盲の三種類に区別できる．そしてこの三つの色盲はそれぞれその一色のみを感じることができない者を指し，もし全色すなわち赤，緑，紫の三色ことごとく区別できない者は全色盲と名付けられている．C

　この記述以降すべてを使い，神内は66〜68色の毛糸束を使った検査手順を説明している．
　なお，ここで「色神」という語が見られる．この語は現在の色覚と同義語だ．「神」はドイツ語のSinn（感覚）に由来する言葉だとも言われている．色盲はこれまで述べてきた通り「信号色が判別できず鉄道等の従事者から排除すべき人物」という意味を持つ．しかし，色盲には「色神減弱」者という「軽度の色覚異常」者がいることが次第に明らかになっていく．色神減弱は「色弱」という用語を生み出していき，後に医学用語の中では色盲と色弱を分けて使用されるようになるが，「色盲検査で判定する色盲」には色弱も含まれることになる．つまり，色覚検査において判定される色覚異常は，色盲・色弱という区別があるにもかかわらず一括して色盲と称するという混乱が生じ，検査表が「読めない者」はみな色盲と称されることもあった．こうした用語法が，世間一般に，「検査により色覚異常と判定されるすべての人が『強度異常』」，また，「『色盲』イコール『全色盲』」だという誤解を与える混乱にもつながっていく．その後，眼科において「色弱」が重要なターゲットになっていく．

---

[29] 神内由己，1854-1886，1879年東京大学医学部を卒業した最初の医学士となる．1880年府立大阪病院教授掛．1881年『医家袖宝』出版．1883年大阪府立医学校校長となるが結核に冒され同年末退官．（酒井シヅ，神内國榮，2015，「日本最初の医学士神内由己について」，第116回 日本医史学会総会 一般演題，63 による）
[30] 榊俶，1857-1897，東大医学部卒．4年間ドイツ，オーストリアに留学し精神医学を研究，初代の精神医学教室教授．眼科学も研究，1881『眼科学』4巻出版．

－19－

眼科に特化した榊の書は，その冒頭に「眼部検査法」を掲げ，その中に「弁色力ノ検査」があり，その中に「各色ノ綿糸ヲ患者ニ与ヘ其中間色ノ物ヲ採択セシムベシ」という記述がある．スチルリング表のほか当時行われていた検査方法をいくつも紹介しているが，神内のような具体的手順の説明はない．

　両者の書から，色盲とは病気を持つ罹患者だととらえられ，医師は色盲検査でその病人を見つけ出せることが必要だととらえていたことがわかる．

　1983（明治16）年以降，欧州に留学した日本人が次第に帰国するようになり，眼科分野ではヨーロッパ眼科の直接輸入と帰国留学生自身らによる眼科書の翻訳も大いにすすめられたという（中泉行信，中泉行史，斉藤 1989）[31]が，前述のように西洋では次々と検査を取り入れていたことからも，日本においても色盲検査はごく当たり前に行うべきものと受け入れられていたと考えられる．

ホルムグレンの記述と検査手順

　日本の人々は初めて色盲検査というものを知ったが，それに使われる毛糸も，初めて目にする珍しいものだった．日本の羊毛産業は，羊毛を輸入し，国内で優れた羊毛製品を開発・生産するというかたちで発展してきた（原 2020）[32]．明治維新からしばらくの間，新政府の軍服・制服は海外からの輸入で賄われており，その国産化を急ぎ国内に牧羊場が設けられ，羊毛の生産が開始されたのは1875（明治8）年だ．その後，官営の製絨所が東京の千住で操業を開始したのは1879（明治12）年になってからだった．そのためシュルツェは毛糸の輸入品を探しに横浜まで行く必要があったわけだ．なじみのない毛糸を神内は「獣毛」と称していた．榊が患者に与えた「綿子」も毛糸をさしていると思われる．

　ホルムグレンの名は1887（明治20）年に出版された『医科十二要』[33]になって現れた．アウグスト・ゼーベック[34]の「撰択検試法ヲ変ジ」たものとして羊毛法についてその手順を記述している．ゼーベックが行った撰択検試法とは，それ以前に行われていた「色の名前を口頭で

---

[31] 中泉行信，中泉行史，斉藤仁男，1989，「文庫の窓から 眼科学-保利真直 纂著（その1）」，『臨床眼科』43（12），1884-1885
[32] 原 俊行，「繊維製品の歴史」，『国民生活』2020(12)，15-16
[33] ドイツのビヨルネル著書の訳述書，1887，医科大学助教授伊勢錠五郎纂訳と記載．伊勢は医学士．東京大学御用掛として医学書の翻訳を行っていたのか，多くの医学書に名が見られる．
[34] ゼーベック，August Ludwig Friedrich Wilhelm Seebeck，1805-1849，ドレスデン工科大学教授．1837年，色盲検査で選択検試法を初めて採用．それ以前は色名を答えさせる方法が一般的検査法だった．

答えさせて判断する検査」では色識別の判断にはならないとして，「色紙を被験者に見せて，それと同じ色の色紙を紙の束から選ばせるという検査法」で，1837年（和暦では天保8年）に開発されたものだ．羊毛法は，当初言葉による回答を求めない検査として評価が高かったという．

1892（明治25）年に発刊された『眼科簡明』[35]では，色覚異常の分類表が紹介され，1～3段階までの手順を踏む羊毛法の詳細が記されている．

ホルムグレン法は，様々な色の毛糸を使って検査する方法だ．つまり濃淡諸色の毛糸の大きいものを60～70束，黒い器に集積して，これを十分な明るさがある場所に置き，最初の検査として横に黒色を敷いた上に緑色の毛糸（スペクトラムの緑色に最も似ているもの）を置いて，患者に器の中からこれと同色のものを選び出させる．同時に浅い色のものと深い色のものも選び出させる．その時けっして患者に毛糸の色を言ってはならない．患者が色盲の時は灰白色，帯黄灰白色，灰白褐色の毛糸を選び出す．その時赤色毛糸を選び出す者は赤色盲の兆候がある．続く第2検査として緑色に代えて赤と紫2色を合わせた鮮やかな紅色の毛糸を用いる．患者が紅色でなく紫色あるいは青色毛糸を選べば赤色盲で，紅色でなく緑色および青色毛糸だけを選べば緑色盲だ．そして，紫色盲者は赤色および橙色（とうしょく）毛糸を選び出す．続いて第3検査としてさらに猩紅色（しょうこう）毛糸に代えると，赤色盲者は暗い褐色あるいは暗い緑色を選出して，緑色盲者は明るい褐色あるいは黄色を帯びた緑色毛糸を選び出す．検査にあたって青色毛糸を用い黄色あるいは橙色毛糸を選んだときは黄色盲といえる．完全な色盲は鮮明な諸色をことごとく誤認する者だ．D

ウプサラ医学史博物館に所蔵展示されているホルムグレン羊毛法色盲検査器具【図3】は毛糸のみだ．この検査器具はホルムグレンの教え子グスタフ・ヨートリンが，ホルムグレンの毛糸色を忠実に再現して使用していたものだという[36]．1979年初期のホルムグレン羊毛法のウールは160種類以上あり，テストカラーが3色，一致する色と混同する色が20色（それぞれ8色）あったという[37]．かなりの数だが，当時としては，それまでの検査法に比べとても効率の良い検査だった．『眼科簡明』の説明は，この初期方法の説明だ．

---

[35] シュミット・リンプレル著書の訳として平原元義が編纂．
[36] 2023.7.20.ウプサラ医学史博物館学芸員の説明．グスタフ・ヨートリン（Göthlin, Gustav）は，精神科医．1839-1895．
[37] トロント大学 https://www.psych.utoronto.ca/sites/www.psych.utoronto.ca/files/Professor%20Holmgren%E2%80%99s%20Test%20For%20Colour%20Blindness.pdf（最終確認2024.1.10.）

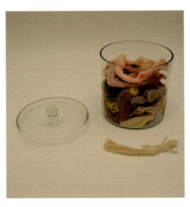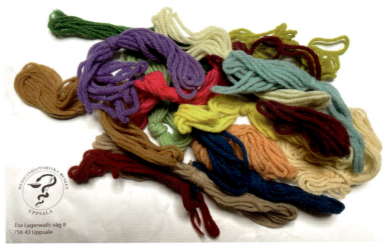

【図3】 左）ホルムグレン羊毛法色盲検査器具 （グスタフ・ヨートリン作製・ウプサラ医学史博物館HPより）
　　　 右）展示品と同じくG・ヨートリン作製のものを筆者撮影 （ウプサラ医学史博物館博物館提供）

　一方，1979年，アメリカ政府から，鉄道と海運の従業員向けの色盲検査を考案するよう依頼されたアイルランド生まれの物理学者ウィリアム・トムソン[38]は「専門家でなくても」検査でき，結果を専門家に送ることで判断できるように，ホルムグレンの検査方法を簡素化した．一致する色の数を減らし，色に番号を付けた．「ホルムグレン・トムソン羊毛法」とも呼ばれるこの検査器具により，色盲検査の効率化がさ

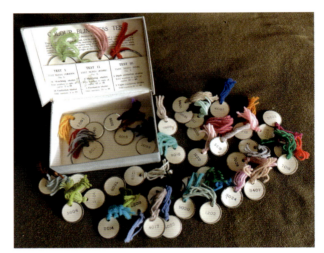

【図4】ホルムグレン・トムソン羊毛法色覚検査器具
（英国製 推定1890年代以降のもの）

らに進むことになり，その使用は広まっていったようだ．
　筆者が所有する【図4】の器具の，三つの大きな枷(かせ)には，1～3の番号がつけられている．それぞれの同じ色のものを，4桁数字がついた40個の小さな枷が積まれた「山の中から，抜き出させる」という検査だ．
　添付された検査方法の説明には「最初に1番の緑と同じものを10個抜き出させ，次に2番のローズと同じものを5個抜き出させ，最後に3番の赤と同じものを5個抜き出させる」とある．
　少数色覚者は，多数色覚者にとって「同じように見える」ものを見落としたり，「同じように見えない」ものまで抜き出してしまうことで色盲と判定される．小さな枷の4桁の数字

---

[38] トムソン, Thomson, William 1824-1907, 物理学者, グラスゴー大学の自然哲学教授, グラスゴー大学総長.

は暗号になっている．左の2桁は数字で判断しないようにランダムに数値がつけられ，右側にある2桁は範囲内（緑であれば1〜20まで，ローズであれば21〜30，赤であれば31〜40）の偶数は同じ色合い，奇数は少数色覚者が混乱する異なった色合いを示すようになっている．検査者は毛糸の色確認ではなく枷に記された数字で判定していた．

「色盲の新説」

1888（明治21）年，東京帝国大学文学部哲学会編『哲学会雑誌第14号』では「英国人プロフエツソルタヴリウ，ラムセイ氏」が唱えた「色盲の新説」（アンダーラインは原文）を，氏の言を借りて次のように記している．

人は往々にして，第八音以上の高い音程の二音で奏でられる音楽を聴いても，その二音の中のどちらが高い音かをよく判定できない者がいる．しかし，その人はその二音とも十分に聴き取っているので，決して聾者と言ってはいけない．この欠点は耳にあるのではなく脳の中にあるものだ．これと同じく，ある色を観ることができない者もその短所は視官器すなわち眼の中にあるのではなく，視神経を通して脳に伝達している印象を弁識する力を失っている者だ．そうすると，この問題はもはや生理学者の分野ではなく心理学者に任すべき分野ではないかと．E

わたしたちは，脳内において錐体で受けた色情報を単独で処理するわけではなく，蓄積された色知覚など関連情報とともに認識理解されると考えられている．そういう理解から「心理学者に任すべき」だと説いていると思われる．ホルムグレンがそうであった生理学者や眼科医の分野にとどめるものではないという考え方が，この時代すでに提唱されていた．

1889（明治22）年，日本では，海軍志願兵に対し，「弁色不全」が「海軍兵役ニ適セサル疾病奇形」の一つに挙げられ，陸軍志願兵では，「志願兵身体検査規則」で「弁色力ヲ検査ス」と定められた[39]．旧日本軍の志願兵は，色盲であれば不合格とされるようになったようだ．

---

39 海軍志願兵身体検査格例，1889, 6.7, 海軍省達第185号，陸軍志願兵身体検査規則，1889.3.28, 陸達第39号，

第3章 1890年〜 広げられた「支障がある職業」

医学書以外の説明

　前掲の「色盲の新説」のように，医学書以外でも色盲について述べられている文献が，1890年代から散見されるようになってくる．

　1891（明治24）年，雑誌『少年園』[40]に「色盲」と題する文章が掲載された．同誌は1888（明治21）年創刊で日本初の本格的児童雑誌といわれている．その全文は以下のとおりだが，著者は不明だ．

世の中には物の形を見ても，その色を見分けることができず，赤の色を示せば緑と混同し，桃色と浅黄色を同じだと感じるなどの者がいる．これを色盲という．色盲を検査するのは随分面白いことで，様々な色の毛糸を並べ，桃色あるいは緑色を前に置き，「これに似ている色を選び出せ」と命じると，色盲の人は，指示と異なる色を選び出す．だいたいの人が様々な色を視別（みわ）けることができるのにそれができない．それは職業にとって多く関係を有するもので，例えば色盲の人は鉄道事業，海陸軍など種々な色を使って信号（あいづ）を送る仕事には従事させてはならない．もし従事すれば，停めるべき列車を停めず，出発させるべき兵を出発させず，大事な誤りを犯すことがあるからだ，また，医学動植物学等にも従事させてはならない．種々の色彩を記載することができないだけでなく，異なる色を同じだと誤認することがあるからだ．色盲の人が存在する割合は多いもので，自分自身はそれを知らずに小学校中学校の年齢をも過ぎた後，人より発見されて驚くことがある．もし，専門の学科を選んだ後，自分が色盲であることを知ることになれば，その後悔は必ず大きなものになる．F

　冒頭，色盲とは何かという説明がわずかな字数で述べられ，羊毛法検査で「視別けることができない」のは「随分面白い」という．そして，「色盲の人」に「従事させてはならない」就けない職業の例を理由とともに列挙して，読者である子どもに注意を促し，上級学校に進む前に色盲検査を受けることを強く勧めている．文章の結びは，色盲を自覚しないと「その後悔は必ず大きなものになる」という警告だ．

　この約30年後に，日本独自の学校色盲検査が始められるのだが，それにつながる考え方

---

40 『少年園』，1888年創刊の本格的児童雑誌．文部省で教科書作成にあたった山県悌三郎を主筆に，教育・啓蒙を発刊の主旨とした．イギリスの児童雑誌の影響が強い．

がすでに示されている．医学書以外では，このように強い表現で，色盲検査の必要性が広く説明され，一般にもその認識が浸透していったのではないだろうか．

一方，1894（明治27）年発刊の『印刷雑誌』[41]には，興味深い文章が見られる．この雑誌は，印刷技術の研究と普及を目的として1891（明治24）年に創刊された日本初の印刷専門雑誌だ．

「色盲は今や政府に奉職する者も辞令を受ける前に『色ヲ見ルノ試験』を受けなければならなくなった」と説明した後に，少数色覚者の「判別しやすさ」について言及している．

> ・・・　色盲は版面の腐蝕，鋼版の彫刻または木版の彫刻を行う最上の職工となることがあるのは非常に奇異なことに思われるが，実際このような者がいる．色盲でありこのような職人となれる者はその職業で色調の認識と称する鑑定力を有している．これは自然の賠償法ナリ・・・　G

おそらく，少数色覚者は明暗差を鋭く判別するという特徴を製版過程で偶然に発見したのだろうが，それは日本でのことではなく，印刷技術を伝えるアメリカでのことのようだ．記述内容及び「にうよーく，あめりかん，すてーしょなる」という言葉が文章末尾に記載されているからだ．「色ヲ見ルノ試験」も，日本ではなくアメリカのことだろう．

1899（明治32）年，少年雑誌『少年倶楽部』[42]にも「学話」として医師宮下俊吉[43]が800字弱でまとめた「色盲ノ種類。」が掲載されている．少数色覚を「皆色盲」「赤緑色盲」「青黄色盲」「辨色力不全症（ママ）」に区分して説明した文章で，職業適性や検査の必要性は述べられていない．文章末尾は「男子中には，平均女子に比して数倍の色盲者あり，其理由は未だ判然せず」と結ばれている．1865年に発表されたメンデルの遺伝の法則はこの時期あまり注目されていなかった．そのためか少数色覚の遺伝形式もまだ解明されていなかった．その後メンデルの論文が「再発見」されたのは1900（明治33）年になってからだ．

---

[41] 『印刷雑誌』，1891年に創刊された日本初の印刷専門月刊誌，1918年に再創刊された2代目『印刷雑誌』は現在も刊行を続けている．

[42] 『少年倶楽部』，1891年創立の北隆館が1897年に出した少年雑誌．1914年，大日本雄弁会（現・講談社）が創刊した同名の雑誌もある．

[43] 宮下俊吉，1860-1900．宮下眼科医院開設．慈恵医院眼科部長教授，海軍大学校教授を兼任するなどし多くの眼科専門医を育てた．

『少年園』と『少年倶楽部』，同じ少年雑誌でも示された内容は大きく異なるが，色盲に対する関心は明治後期になるにしたがって日本の社会全体で高まっていったことが読み取れる．それは，当時の西洋と同じく，色盲検査を進めるべきという考え方はもちろん，必要に応じて子どもたちにも検査を行うべきという考えにまで及んでいた．

「とても支障があるもの」

　1894（明治27）年出版された『眼科衛生学』は，ドイツのヘルマン・コーン[44]の著書を中心にまとめたものだと著者井上達七郎[45]は述べている．コーンを「最も精細にして卓絶なる眼科衛生に関する書を執筆した人」と評し，同書巻末の附録「色盲」で，ラーゲルンダの事故についてごく短く説明した後，次のように記している．

色盲によって思いがけない事故が起きたことに懲りて，欧州では一般駅員及び水夫などは皆色盲の検査を行ってから，採用することとなった．そして色盲は，ただこれらの業務にのみ障害があるにとどまらず，軍隊，画工，染色工及びその他の着色物を扱う職業から，一個人が日常の用事を済ませることまで，とても支障があるものだ．・・・（中略）・・・　コーン氏は西暦1877年，ブラスラウで2,429人の男学生中4%に色盲を発見し，1,061人の女学生では一人も発見できなかったことを報告した．色盲は，全色盲と不全色盲の二つに大別できる．コーン氏はその検査で100人の色盲の中で80人は赤緑色盲で，5人は青黄色盲，12人は全色盲，3人は軽微の色盲を誇大に訴える者であったと言っている．H

　引用の前半はラーゲルンダの「思いがけない事故」から，「日常の用事を済ませること」まで「とても支障があるものだ」と井上は断言している．これが，筆者が確認できた鉄道及び軍人以外の「支障がある職業」を示した日本で最も古い記述だ．

---

[44] コーン，Cohn, Hermann Ludwig, 1838-1906, ブレスラー大学（独）眼科教授．*The Hygiene of the Eye in Schools* を著し，「学校は近視製造所に他ならない」と義務教育に学ぶ生徒に著しく近視発生率が高いことを指摘し，その原因として教室の照度不足，机椅子の不適合などを挙げ，これらを監視指導するために，学校に医師を配置することを1866年に提唱．日本でも1898年1月，勅令として「公立学校ニ学校医ヲ置クノ件」が公布された．
[45] 井上達七郎，1870-1902. 井上眼科病院．

「実際に鉄道で使用して居る信号で検査」

　1899（明治32）年，保利眞直[46]の『小眼科学』が出版された．保利は，後に宮内省侍医寮御用掛として「宮中某重大事件」[47]の際，「色盲遺伝に関する意見書（通称「保利調書」）」を作成した当時日本を代表する眼科医だ．最初，西洋の医学研究者に倣い眼科学を網羅した書籍の発刊を企画したが，講習や実地の指導書となるべき書を懇願する者が多く『小眼科学』と『眼科学全書（中眼科学）』を分けて書いたという[31]．いわば『小眼科学』は必要に請われて簡潔にまとめたもので，最初に検査方法等を簡潔に説明し，次に眼科各論として説明を述べる構成になっている．その中の「色神検査」についての説明で，当時の鉄道吏員等の検査を知ることができる．

---

[46] 保利眞直，1860-1929．眼科医．医学博士，陸軍軍医学校長，宮内省侍医寮御用掛．最終階級は陸軍軍医監．1921年10月11日『色盲遺伝に関する意見書』を作成し，侍医頭池辺棟三郎・宮内省御用掛三浦謹之助が意見書内容を確認した（2012，大野芳，『宮中某重大事件』160-166）．この調書において保利は，皇子が誕生した場合半数が色盲になる恐れがあるから，問題が起きる前に現行の徴兵令を改めておく必要があると提言を行った．徴兵令において色盲は軍人になれず，やがて陸海軍を統率する大元帥になる皇子が軍人になれない可能性があった．山県は中村宮内大臣より保利調書を見せられ，「このままでは皇統に瑕疵を残すことになる」として，良子女王の実家である久邇宮家へ妃内定への辞退勧告を行った．

[47] 宮中某重大事件，大正天皇の皇太子・裕仁親王（後の昭和天皇）妃に内定していた久邇宮家の良子女王（後の香淳皇后）の家系に色覚異常の遺伝があるとして，1920年から1921年にかけて元老・山県有朋らが久邇宮家に婚約辞退を迫った事件．1921年2月に政府が婚約内定に変更はない旨の発表を行うことで収束し，正式に婚約．1924年1月成婚式が行われた．敗北した山県は影響力を著しく喪失し，失意のうちに翌年死去した．この事件には色盲に関する問題があった．1920年学習院生徒の身体検査を行った陸軍軍医が，久邇宮邦英王の色盲を発見し，さらにその兄と，母方の叔父も色盲であることを知ったことから始まる．1909年に出された「陸軍士官候補生諸生徒其他陸軍志願者身体検査規則」では色盲は不合格にすると規定されており，海軍も同様だった．皇族身位令で，皇太子・皇太孫は満10歳になった後，陸軍および海軍の武官に任ずると定められていた．山県は，将来天皇に即位し大元帥となるべき者が色盲であっては困ると問題視した．しかし，久邇宮朝融王と島津忠重は色盲であっても海軍軍人となっている．

右は，筆者が所有する『色盲遺伝に関する意見書』（28cm×20cm，ガリ版刷，袋綴じ，紙縒り綴り，表紙除く34ページ）の冒頭にあるいわゆる主文の末尾．赤傍点が付された部分は「然レトモ只タ現行ノ徴兵令存在スル限リ実際ハ兎モ角法律上陸海軍々人トナラセラル、コトハ絶対不可能トナラセラル、ノ結果ヲ来タシ随テ陸海軍軍人タルノ御資格ヲ失ハセラル、事ニ相成候故国家ノ為メ最モ重大ナル関係ヲ有シ候事ト恐察仕候」と書かれ，その後「場合ニ依リテハ現行徴兵令ノ一部ニ御改正ノ必要…」などの文言が見える．

色神検査にはホルムグレン氏の検査用毛糸を用いる方法，スチルリング氏の仮性色彩表を用いる．ダーエ氏色彩表もよい．その他，鉄道吏員等には信号色（色のついたガラスの後ろに光を置くもの）も使って検査すべきだ．その色を選び出して示させるには毛糸束を使うのが最良である．I

　かつてエルメレンスが説明した「実際の職務に即した検査」は，簡便な検査法の普及により行われなくなり，保利はそれに異を唱えているようだ．

　この書が出版された翌1900（明治33）年は，鉄道略則に代わり鉄道営業法が成立した．それまで，官営鉄道でも地方により米国式やドイツ式のように採用する鉄道信号の方式に違いがあり，鉄道信号機の広がりは様々な方式が折衷する中で混乱が見られていたが，同法により進行を示す信号は白色から緑色に変更され，翌1901（明治34）年の「鉄道信号規程」によって官民ともに全て統一された．このような時代，保利が提言する「信号色も使う検査」は変化する信号方式に対応するため必要とされたのかもしれない．

　出発の合図をする信号機が本格的に運用されるようになるのは，その後大正時代に入ってからだ．1912（大正元）年に，石原忍[48]は，

近頃では段々実際的になつて来て，鉄道員の検査には，実際に鉄道で使用して居る信号で検査する，海員の検査には，船舶の信号で検査するという云ふ傾向になつて来ました

と述べている（石原 1912: 428-429）[49]．当時は，羊毛法や仮性同色表という医学的検査だけで適性判断はすべきではないと考えられるようになり，明治末頃には「信号色も使う検査」が行われるようになっていたようだ．

---

[48] 石原忍，1879-1963．医学者・眼科医・陸軍軍人（最終階級は軍医少将）．東京帝国大学教授．文化功労者．石原式検査表等と称されるようになる仮性同色表「色神検査表　大正五年　陸軍衛生材料廠」を1916年考案作成．
[49] 石原忍，1912，「色盲の話」，『心理研究』2(5)：413-430

第4章 1900年〜 求められる「完全な弁色力(べんしょく)」

国産初の検査表に込められた熱い思い

それまで外国産やそれを模倣(もほう)する方法に頼っていた色盲検査だが、国産初の検査表『ダーエ氏色盲検査表』[50]【図6】が、1900（明治33）年、発売された。発刊したのは、黒澤謹吾(くろさわきんご)[51]当時33歳、山崎秋津麿(あきつまろ)[52]当時34歳という二人の若い眼科医だった。前述の保利の説明にもある『ダーエ氏色彩表』の日本語版で、毛糸を検査表の配色に利用したものだ。前述の眼科簡明の中に、検査の一つとして「『デー』氏」という記述がある。これが「ダーエ氏」を示したものだとすれば、1890年頃にはこの検査表は日本でも知られていたことになる。

黒澤らの緒言(しょげん)（検査表の前書き）では、原作者Daaéをノルウェーの人で「色盲ニ就キ大ニ研窮(けんきゅう)セラレ」た人物と評している。日本眼科学の

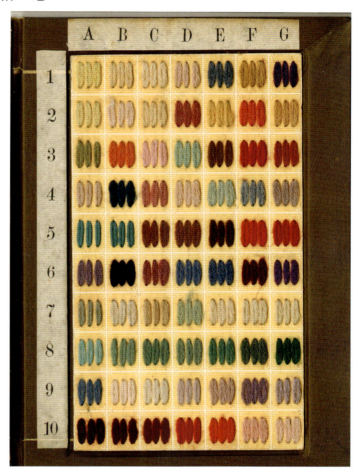

【図6】 ダーエ氏色盲検査表（黒澤・山崎版）

父と称された河本重次郎[53]がホルムグレン法の欠点を指摘し、「(ダーエ氏色彩表を)賞揚シ其ノ応用ヲ希望セラレタリ」として、「非才浅劣(ひさいせんれつ)ヲ揣(はか)ラズ之(これ)ヲ翻訳シ以(もっ)テ本邦斯学(ほんぽうしがく)ノ為メニス資スル処(ところ)アラントス」と発刊の意図を説明する。河本や保利によるこの検査表への評価を

---

[50] 黒澤謹吾，山崎秋津麿，1900，『ダーエ氏色盲検査表』，吐鳳堂書店
[51] 黒澤謹吾，1867-没年不明．1898年済生学舎卒．東大眼科専科修了，1899.3.-12，東大眼科教室で介補．1903年，福島市で開業．1906年福島県医師会設立総会発起人の一人，評議員となる．1925年兵庫県武庫郡西灘村に帰郷して黒澤医院開業．第2次大戦終戦の頃廃業か？
[52] 山崎秋津麿，生没年不明．1891年愛知医学校卒．1899.3-11，東大眼科教室で介補を務め，河本教授に師事後，岐阜県立病院眼科部長に赴任．
[53] 河本重次郎，1859-1938．医学者，眼科医．帝国大学名誉教授，日本眼科学の父と称された．

知り，より的確に色盲を抜き出せるダーエ氏色彩表を，輸入ではなく自分たちの手で作り広めたいという熱い思いが，若い二人の医師を動かしたのだ．

ダーエ氏色盲検査表に書かれた検査方法の説明は次の通り．

　検査方法は次の通り

甲　日光が射す適当な所で，本表を被検者に見せて，あらかじめ「10ある横列の中に，3列は濃淡が異なる同種の色彩があり，他は異なる種類の色彩が入り交じり並んでいる」と説明する．

乙　その後，第1列を指し示して「この列の中に同じ種類の色彩があるか」を問い，被検者の答えを受け，第2列について同じように質問を繰り返し答えを受ける．次に第3列，第4列と順次質問し，最終列まで行う．その時，誤診を避けるため，毎回同じ質問を繰り返すことが必要だ．

　この二つの方法を用いて検査を行い，その調査成績によって色神の健否及び色盲の種類を次のように鑑別判定する．

一　被検者が，同種の色彩を有している列（第8・第10）を，同種の色彩でただ濃淡の差があるものと認識し，そのほか各列は異なった種類の色彩であり同種ではないとする者は色神が可良である．

二　被検者が，同種の色彩でできた第8・第10の二列を同種の色と確実に認識せず，その上その他の各列でも異なった種類の色彩が混在していることを判然と認識できない者は，その色覚が正常ではない．

　このような場合，検査を繰り返してもなお好成績が得られない時は再三これを行う．そして一定の成績を得て，その検定を遂げたとする．

三　被検者が異なった種類の色彩を混ぜて編成している列を，同種の色彩を順序よく並べていると答えた場合は色盲者である．

　およそ，色覚が正常でない者を検定する時は，誤診を避け確実を期すために毎回再調査を行うこと．」

二人は，1899（明治32）年，東大眼科教室で介補（助手）をしている．当時，河本が東大教授であり日本眼科学会会長も務めていた．その時行った東京帝国大学生視力調査[54]につ

---

[54] 山崎秋津麿，大澤五月，黒澤謹吾，1900，「東京帝国大学学生視力調査報告」，『中外医事新報』481:4-28．同482: 16-22．山崎秋津麿，大澤五月，黒澤謹吾，1900，「色盲ニ就テ」，『中外医事新報』482: 22-30．いずれも日本眼科学会雑誌 1900(5) にも同文掲載．

いて1900（明治33）年，大澤五月[55]と連名で報告をしている．

視力調査の中の色盲の項目では，冒頭次のように述べられている．

眼の病はその種類が少なくないが，興味を持つ者はきわめて稀だ．色盲に至っては，自分たちの浅い学問や見識の少なさもあり，いまだにこの国における報告を耳にしていないが，今回1,609人の学生の検査をして偶然14人の色盲を発見し，被検総数の0.87%という数値を得た．しかし，この国の眼科学上における色盲のパーセンテージを示す材料とするにはまったくもって足りない．K

ここで示された1%に満たない頻度は，驚くほど低い．当時東京帝大は男子学生だけだ．また，その発見もなぜか「偶然」と述べている．

この報告のあとに3人連名の「色盲ニ就テ」という補足説明があり，最後に「偶然発見された」14名の検査結果の詳細も記されている．ホルムグレン氏法・ダーエ氏法・ウオルフベルグ氏法[56]・プリユーゲル氏法[57]・スチルリング氏法と，用いられた検査法の名が見られる．その中でスチルリング氏法で「陽性判定」が出たのは14名中2名となっている．スチルリング氏表は，その後「15版（1918）はWill，16版（1922），17版（1926）はHertelによって追補改定され，更に版を重ね，1952年にはVelhagenによって改定版が発行され」（太田 2005）[3]抜き出す精度が上がっていくのだが，ここでは惨憺（さんたん）たる結果と言えよう．

一人でも多く，しかも正確に，抜き出すことが眼科医である自分たちの使命だと考えていただろう黒澤らは，頻度が非常に低く「現在の検査ではまったく役に立たない」と一蹴（いっしゅう）している．さらに，

わが国でこれまで色盲検査に使用されてきたのはホルムグレン氏の毛糸検定法だ．私たちもまた検査にあたってはその方法を応用してきたものの，ダーエ氏表の方が簡単明瞭で確実だということが実験でわかった．特にわが国で一般に販売されているホルムグレン氏の毛糸束は色の種類20～30種程では検査が不確実であるだけでなく軽度の色盲を見落としてしまう弊害が生まれる．L

---

[55] 大澤五月，1875-没年不明．富山県高岡市で開業．1916年，高岡市医師会館建設委員長となり医師会館建設という記録がある．

[56] 同説明には，「Wolffberg氏ハDonders氏ガ創見シタル弁色カノ算式ヲ応用シテ一種ノ検査法ヲ案出セリ」とある．

[57] 同説明には，「Pflüger氏ハ一種ノ補色検定法所謂Florcontrastニシテ鈍赤色ノ基地上ニ黒色及ビ銀灰色ノ文字ヲ画キ二葉の薄紙Florpapierヲ被フタル者ナリ」とある．

ホルムグレンが提唱した初期に比べ，この頃の毛糸の数は5分の1に減っている．そんな中，不確実な羊毛法に加えて，色盲検査に対する知識やスキルが足りなかったことが，この低い頻度につながったと考えていた．東大視力調査の結果からも，恩師河本が使用を希望するダーエ氏色彩表による検査を広げていこうとしたのだ．それが日本で作られ発売された国産第1号の色覚検査器具となった．その検査法及び判定法の説明では，誤診を防ぐために何度も検査を繰り返すことを強く求めている．この記載からも彼らの熱意が伝わってくる．

30年以上の空白

　黒澤らが，検査方法とともに問題視していた「色盲や色盲検査に興味を持つ眼科医が極めて少ない」「色盲について，いまだにこの国における研究報告を見たり聞いたりすることがない」という点について，当時どれくらい色盲に対する研究等が発表されていたのかを「明治6年より明治20年までに発表された眼科論文目録」[58]から探ってみた．そこには15年間に87の研究題目が認められるが，医事雑報の「色盲」が掲載された翌年1877（明治10）年に報告者不明の「色盲の話」[59]とあるものの，それ以後10年間少数色覚に関すると思われる研究題目は全く見られない．

　また，1897（明治30）年に設立された日本眼科学会では，総会時に講演が行われており，第1回から1912（明治45）年まで16回（回を合併して開催した年があり実質15回）開催され，資料が散逸した2回を除き計562の演題が見られる[60]が，その中で色盲にかかわる演題は，医事雑報から30年以上経過した1909（明治42）年と翌1910年になってようやく見られる．学会でも16年間でわずか2演題に過ぎないことは，黒澤らの「興味を持つ者が極めて少ない」という言説に説得力を持たせる．彼らが学び，調査している頃，「報告を耳にしていない」というのもけっして誇張表現ではなかった．

「ただこの為めに出来る害を防ぐ注意」の必要性とその根拠

　検査の必要性が声高に叫ばれるようになるにつれて，検査で抜き出すことができない場合がある，つまり見落とされる色盲がいることを危惧する眼科医の声が増えている．

---

58 「明治6年より明治20年までに発表された眼科論文目録（奥沢康正調査）」，『日本眼科学会百周年記念誌1』1997:90
59 上記奥沢の眼科論文目録には「養生雑誌に掲載」とあるが，国会図書館の同誌リストになく筆者は内容を確認できていない．
60 『日本眼科学会百周年記念誌1』，1997: 103-132.

『ダーエ氏色盲検査表』が発刊された1900（明治33）年の日本眼科学会雑誌には「羊毛法では，海員の灯火判別能力を検査できず，『光線分析法』を用いるべきだ」とするトーマス・ハーバート・ビッカートン[61]の論文を抄録で紹介している．ビッカートンは，イギリスの眼科医で商務庁の色盲検査方法に強く適正化を求めた人物の一人で，主に彼の主張により商務庁は船員の視力検査に関する規則を改訂したという．彼の色覚異常と海上災害との関連についての研究は，イギリス王立外科医会から高く評価されている．同国では検査方法について論議が続いていた．海軍等では灯火判別検査として1909年に発明されたランタン型色盲検査器具[62]も採用している．石原が1912年に述べた「海員の検査には，船舶の信号で検査するという云ふ傾向になつて来ました」は，この検査器具を日本でも使用していたということかもしれない．

1902（明治35）年，小川剣三郎[63]が『通俗眼のはなし』を著した．「通俗・・・」とは，いわば「家庭の医学書」の類だ．一般向けの書籍として，色盲について次のような説明がある．

（引用筆者注：部分抜粋，常用漢字使用，ルビは原文通り）

いろめくら，色のみえない病の事をお話しやうと思ふ，有名な英吉利（イギリス）の，理学者ダルトン先生が，この病を持つていたといふので，一名をダルトン氏病ともいひます．治療することもできず，予防する事もできない病ですが，色々の害を生ずる事がわかるのです．それで青い色のわからないのもあり，赤ひ色のわからないのもゐるのです．この為めに，どんな損害があるかといふと，画工（ゑかき），染工（そめこう）など完全にその業をとる事ができないので，尚甚しひのは，海軍陸軍鉄道などにては，色で信号をしますが，それを扱ふ人，又は信号を見分ける人に，この病があると，大変な事が持上がるのです．

---

[61] ビッカートン，Thomas Herbert Bickerton，1857-1933．眼科医．ナーゲルの一覧にもあるアールジーの事故を受け各鉄道会社は色盲検査方法を確立したとされるが，義務づける法律はなく，検査方法も統一されていなかった．ずさんな検査は信頼性のない診断結果を生じさせ，色盲という判定は労働者に対する都合の良い解雇の理由とされたり脅しや搾取の材料とされたりすることも起きていた．1885年から1901年にかけてビッカートンが書いた「色盲に関するノート」には，医師と労働者の間の複雑な権力闘争や荒廃した家族や劇的な運命の逆転の場面を描いており，船員たちがビッカートンに委員会への取り次ぎを懇願している姿も記されている（Bailkin 2005: 100-101）．著書「海難事故に関する貿易委員会の調査において，視力の問題が全く無視されていることについて（On the utter neglect of the eyesight question in Board of Trade enquiries into shipping disasters.）」London, 1895. など．
[62] ランタン型色盲検査器具，lantern test，箱の中にある灯火に見立てた発光体を覗き込む形の色覚検査器具．1909年Edridge-Greenが考案作成したのが始まりとされる．
[63] 小川剣三郎，1871-1933，眼科医．東大より医学博士の学位を得る．眼科の歴史に詳しく，多くの歴史書，眼科学術書，眼科年表などがある．

この後，ラーゲルンダの事故の説明とコーンの調査に触れ

（コーンの調査結果に比べ）日本ではドーモそんなにはない様です，然し全くないとはいへません，先年死んだ精神病学者の榊博士は兄弟三人共，色盲です．今高等師範の高等病理の講師をして居る榊保三郎君は故博士の弟ですが，赤色がわかりませんので，赤ひばらの花も灰色も同じだといひます．これでは吉野へいっても，満山皆紅なりといふわけにはいかなくて花盛りには満山灰をかけたるが如しとでも，いはなくてはなりません，殺風景な事です[64]．また私しの知つてゐる人は，あるとき近江の琵琶湖を船で渡るときにこ、の水は赤いじやないかといつたので，この人の青い色のわからない事がわかつたそうです．これは青と赤との区別がつかないのです．或人が上着の赤裏の綻びを繕はせにやつたら，黒い布を縫いつけて来たので，小言をいつてやつたら，その職人は決して布の色はちがつてはいないといつて強情張つたそうです．それから，だんだん調べたら，この職人は赤がわからなかつたそうです．

　少数色覚者の色判別の説明は，これまでに見られた「色がわからない」から，それを根拠として「色がわからないから・・・○○がわからない」という主張の説明になっている．また，最後に紹介した職人の話は，四半世紀前の医事雑報にある「エルメレンスが語った縫匠の話」(p.13参照)と酷似している．同じような事例が日本でも起きたのだろうか．眼科の歴史に詳しく，多くの歴史書，眼科学術書，眼科年表を作成している著名な眼科医の小川は，エルメレンスの逸話を知った上で引用したのかもしれない．いずれにしてもこの記述からは「当時，日本でこういう事例が実際に起きた」と受け取られたことだろう．

　「通俗眼のはなし」の最後は，次のような「検査の意義・目的」を示して結ばれている．

それですから，色の事に関係の人を養成するには，十分に，この検査をしておかなくてはなりません．それをするには，眼科専門の者に鑑定させなくてはいけません．それで，この病はなをらないときまつてゐるから，ただこの為めに出来る害を防ぐ注意をしておくことが大切です．

---

[64] ここでいう「精神病学者の榊博士」とは，注釈30で掲げた榊俶のことであり，弟の順次郎は産婦人科医，保三郎は医学者で文学博士．こうした実在人物の個人名を挙げた記述だ．

小川の論説はイギリスの「色覚異常は社会の汚染源」というとらえかたと同じになっていた．少数色覚者の感じ方は「害を生む感じ方」であり「間違った感じ方」となったのだ．

　信号が判別できないために鉄道吏員や船舶操縦者から除外するという出発点は，「おそらく」という予想の範疇のまま，新たに「画家や染織工，縫製職人」も制限されるべき職業として提示された．さらに，「この病」があると「大変な事」を起こすと断定され，「出来る害を防ぐ注意」が「大切」だという．家庭に伝えるべきことは，「色盲検査の必要性」だった．

羊毛法から仮性同色表へ

　いわば「医師の中で興味を持たれなかった」色盲について，当時の海軍軍医大監，戸祭文造[65]が行った演説が1905（明治38）年の医学情報誌の冒頭10ページにわたって掲載された[66]．時あたかも日本海軍がバルチック艦隊の艦艇のほぼすべてを撃破したニュースが世界を驚愕させた時期だった．

　戸祭は，東大視力調査を実施した黒澤らを高く評価し，そこで得られた結果を説明している．また，1897（明治30）年〜1904（明治37）年に海軍兵学校入学志願者に行った検査では，1.77％が色盲だったとも説明している．そして，「尚多少弁色力ノ薄弱ナル者ニシテ検査ニ合格シタル者モアルベシト思考ス」と軽度色覚異常を抜き出せていないためにこの数値にとどまっているとし，「欧州男子ハ二乃至五％，女子は男子の十分の一」が色盲なのに対して，「本邦ニ於ケル色盲比例は幾許ナルヤ未ダ詳ナラス」と述べている．つまり，日本の色覚異常頻度は，見逃している色神減弱者がいるため当てにならないとして，黒澤らに同調した．

　続けて「色盲を見落としてしまう弊害」について次のように述べている．

色盲の職業に関する危害

　海員および鉄道員のように信号旗，信号灯に対して弁色力を要する者，並びにこの身体検査をする医師，織工，型付職工，呉服商，色織物の機械工，画家，絵具職，そのほか着色物を扱う職工，商人などは全て弁色力が完全である必要がある．とりわけ船員や汽車の機関手などは，本人への危害だけでなく公衆の人命や財産の危害に大きな関係が

---

[65] 戸祭文造，1859-1935．軍人，1896年海軍軍医補となる．1910年海軍軍医総監（少将相当）補職横須賀病院長，1915年海軍軍医総監（中将相当）補職横須賀病院長を歴任．

[66] 「色盲ニ就テ（芸備医学舎十年総会演説）」，『中外医事新報』603, 1905: 1(577)-10. ＝ 同論文は次の論文の転載．『芸備医事』第10年(5)(108):111-123.

ある．海軍，商船，汽車等でも様々な色の旗または色のランプなどをお互いの通信信号として使い，船舶は夜間に左舷に赤燈，右舷を緑燈を点灯し，汽車の後方には赤燈を灯して衝突を予防している．また海軍では発光信号燈や電燈を使って赤白両方の燈を明滅させて夜の通信信号としている．したがって，一度赤色または緑色を見間違えたら汽車汽船の損害はもちろん，これらに搭乗している一般の人の生命ならびに財物に対して恐るべき惨害をもたらすことがある．だから汽船汽車等の運転をする当事者の身体検査を行う医師たる者は，充分かつ正確に弁色力が完全であるか否かを検定できる能力を備えていなくてはならない．そしてその検査医たる者の弁色力が完全であることは言うまでもない．なぜなら色盲を発見することが困難だからだ．また色盲を発見するのに必要な検査方法をよく知っている者でなければならない．欧米の文明国では海員鉄道等に対してすこぶる厳重な視力および色盲検査の規定がある．欧州では色盲車掌が原因で汽車が衝突を起こしている例が少なくない．M

　色神減弱者は「抜き出すべき者」であり「抜き出すことが可能な者」だとされていた．少数色覚者の色覚の状態や程度が重視されることはなく，色盲・色神減弱者は，ともに「公衆の人命や財産」に「危害」を及ぼす加害者としてとらえられていた．その「危害」を防ぐために「弁色力が完全であるべき職業」は増え，検査を行う医師は「色盲検査を行う能力」だけでなく「自身の弁色力が完全」であることが求められ，厳密に少数色覚者を抜き出すべしという強い指導を，戸祭は行ったのだ．後に総監になる戸祭のこの指導には大きな影響力があっただろう．

　こうした中で，色盲検査は，改良改訂が重ねられたスチルリング表[67]に代わっていき，羊毛法は過去の遺物となっていった．より精密で，「読める＝正常」「読めない＝異常」という口頭での回答結果から短時間で判断でき，頻度が高い点からも優れているととらえられたのだ．

「まったくもって足りない」のか？

　なぜ，黒澤らの検査による色覚異常の頻度は低かったのか．それは当時の検査が，後に石原忍が作成した検査表ほど感度が高くなかったという理由は簡単に想像がつく．色神減弱者まで抜き出す精度が当時はなかったのだ．しかし，もう一つの大きな要因に彼らは，いや当

---

[67] スチルリングが作成した仮性同色表，注釈26に人物説明

時の日本の医師たちは気づいていなかったのではないか.

　現在では一般的に「日本人男性の20人に一人，4.5～5％が色覚異常だ」といわれる．後に，石原忍が初めて作成した仮性同色表「色神検査表　大正五年」には，「弁色不全者ハ壮丁[68]ノ約4.5％アリ」と記されている．壮丁とは成人に達した男性のことだ．それに対し，西洋での少数色覚男性の割合は12人に一人，約8％，日本での割合に比べ2倍近い数値といわれる．黒澤らがコーンと同様の検査を行ったとしても，1877年にコーンの4％に対し，半数程の1.77％は驚くほどの数値ではない．戸祭が述べた欧州の頻度と比較しても同様だ（もっとも「0.87％」はそれでも低いが）．「ラーゲルンダ」直後にホルムグレンが行った検査では4.8％だった[16]．しかし，西洋と日本では少数色覚の頻度にもともと差があるという統計もまだなく，「西洋の4割程度しか抜き出せていない」ととらえ「まったくもって足りない」と感じていたのではないか．表で示すと次の通りだ.

	現在言われる 色覚異常の頻度（a）	石原表以前に言われていた 色覚異常の頻度（b）	b/a
日本	（男性の）4.5～5％	1.77％（海軍兵学校入学志願者）	0.35～39
西洋	（男性の）約8％	4.8％（1876，ホルムグレン） 4％（1877，コーン） 2～5％（1905，戸祭の弁）	0.6 0.5 0.25～0.63

　海外でも検査の感度を上げる試みが行われていた．世界的な覇権争いの中，実施する検査の精度に「遅れ」があれば，国家の存亡にもかかわる看過できない問題と考えていたのではないか．日本軍に「不適格者が入ること」は何としても避けるべきと考えていたはずだ.

二分化される色の感じ方

　一方，精度の高い検査が使用されるほど，予期せず「色盲となる人」「色盲となることに不満を持つ人」が増大した．それでなくても少数色覚者はその自覚度が低く，不都合や不便さを日常生活全般で日々感じることもない．それまで問題なく業務を行っていたにもかかわらず，色盲検査により「不適格者」として職を失うことへの不合理感はトラトルズ（p.16参照）だけが抱くわけではない．日本でも検査をすり抜けようとする者が現れた．また逆に，兵役逃れに色盲を装う「詐病」も現れ，その対策が色盲検査の課題にもなってきた．検査者と被

---

68 成年に達した男子．明治憲法下で，徴兵検査を受ける義務のある満20歳の男子をさす.

検者が時として対峙する構図は，かつてイギリス等で起きていた状況と共通していた．

　ただ，日本では少数色覚者が団結し複数人で対応していくことや，医師が少数色覚者の側に立って制度に対し意見を述べることはなかった．19世紀終わりから20世紀初めには主な資本主義国ではどこも労働組合の全国的組織を持つようになったが，日本はようやく作られ始めた組織も1900（明治33）年の治安警察法で壊滅させられた．そういう社会状況のため，少数色覚者は一個人の身体的問題として色盲検査に臨むしかできなかった．就労にあたっても，医師が絶対的結果として示す色盲という診断の前では，少数色覚者は全くの無力だった．トラトルズのような機会を与えられることなど日本ではなかったのだ．

　黒澤らは，前述の「色盲ニ就テ」（p.31参照）の中で次のように述べている．

色神検査に際して，色盲者の多くは「盲」と言われることを嫌がり，ことさらに色神障碍がないように装う者もいる．そのため私たちは色盲者に対しては，偽の病を鑑定するように，できる限り慎重に検査している．そして，ことさらに色神障碍がないように装って色彩の比較にあたって躊躇逡巡しても決して色神健全である者が一瀉千里の勢いで色彩を選択することと比べてはならない．一例を挙げると，ある一人の患者はダーエ氏表で，一つの色を示して，これに類似する色を選びなさいと指示したところ，その類似色が多数あるにもかかわらず，彼は「類似する色はない」と答えた．そこで検査者は彼に向かって「それならば，あなたは全色盲です．」と言うと，彼は躊躇ししばらく考え込んで「類似する色はある」と言い，「これだ」と言った．彼と患者が同系と見なした色彩をゆっくり選んだので「これは赤」「これは緑」「これは褐色」「これは灰」・・・ようやく赤緑色盲であることを発見した．聞けばこの学生は某省の学費の貸与を受けて学んでいて，その省の職員は弁色力が健全であることを要しているという．今から後，その職に就いて色盲のために間違いが起きることがなければ幸いだ．

　自分はただ，某省のために杞人の憂を抱くだけだ．Ｎ

　障害を隠し，正常を装って，正確な検査を阻む少数色覚者，という観念が生じている．逆に，兵役逃れに色盲を装う「詐病」が現れてきたことも，検査者にとっての攪乱要因だった．このような両方向の逸脱を許さず，被検者がどう工夫しようとも検知できるよう，検査の正確さ，鋭敏さが追求されたのだろう．

　このような検査体制は，「完全なる人物」を求める国家の方針そのものとつながるものだった．1900（明治33）年に「学生生徒身体検査規程」[69]が公布され，全国の市町村立学校に身体検査実施が義務づけられた．この時代の身体検査は，学生生徒の発育及び健康状態をす

べて把握することを目的としていたが，後に森有礼とともに日本教育制度の草創期に指導的役割を果たした辻新次[70]の言葉を借りれば「学校衛生上ノ注意ヲ十分ニシ教育ヲ完備シテ知徳ノ教育ト併ヒ進マシメ完全ナル教育ヲ施シテ完全ナル人物ヲ要請シ国家富強ノ基礎ヲシテ益々堅固ナラシメラレン」[71]ことにつなげる把握だった．

　その規定を見ると，脊柱は強中弱の3つに区別，体格は強健・中等・薄弱の3つに区別，視力は現在のおよそ1.0以上を「正視」とし，正視・非正視の2つに区別，聴力は障害の有無，歯牙は齲歯（虫歯）の有無の2つに区別などと大別する項目が多い．学校からそれぞれの数が報告されることにより，最終的には国が「完全ナル人物」が，どの項目でどれくらい達成されているのかを確認していたのだ．

　20年後，この規定の一項目に「色神」が加えられることになるが，1900年にはすでに教員採用時の身体検査の項目に色盲が定められ[72]，「色盲ハ其ノ有無，若シ其ノ患アル者ハ何色盲ト記載スヘシ」と「記載の心得」も示されている．

　その後，色盲の語が，社会に浸透していったのだろう．文学作品の中にも色盲の語が見られるようになっている．

　夏目漱石が1905（明治38）年に発表した「吾輩は猫である」では，次のような一節がある．

・・・吾輩はにゃあにゃあと甘えるごとく，訴うるがごとく，あるいはまた怨ずるがごとく泣いて見た。御三はいっこう顧みる景色がない。生れついてのお多角だから人情に疎いのはとうから承知の上だが、そこをうまく泣き立てて同情を起させるのが、こっちの手際である。今度はにゃごにゃごとやって見た。その泣き声は吾ながら悲壮の音を帯びて天涯の遊子をして断腸の思あらしむるに足ると信ずる。御三は恬として顧みない。この女は聾なのかも知れない。聾では下女が勤まる訳がないが、ことによると猫の声だけには聾なのだろう。世の中には色盲というのがあって、当人は完全な視力を具えているつもりでも、医者から云わせると片輪だそうだが、この御三は声盲なのだろう。声盲だって片輪に違いない。片輪のくせにいやに横風なものだ。・・・

69　学生生徒身体検査規程，1897.3.15，文部省訓令第3号．
70　辻新次，1842-1915，旧松本藩士，文部省設置に伴い官僚となり，以後20年以上にわたって文部行政に携わる．初代文部次官．
71　辻新次，1884，「学校衛生法」『大日本教育会雑誌』10，大日本教育会，79-84．
72　教員検定ニ関スル規定，1900.6.1，文部省令第10号．

また，幸田露伴は，1906（明治39）年に発表した随筆「潮待ち草」の中に「色盲」と題する短編を書いている．

正しく色を鑑別する能はざるもの之を色盲といふ。色盲の人は世界に少からず。正しく物の香を聞き別くる能はざる人をば何といふべきにや。嘗めて椎の花を巌桂の花に似たりといへるものありしに驚きて、其の後しばしば様々の人に就いて意を注けしに、世には確に色に於ける色盲の如く、香気の種類を正しく別つ事能はざる人の甚だ少からず存することを知れり。又其の人愚なりといふにはあらざれども音の高し低しを能く解し得ざる人も無きにはあらぬやうなり。色の分からぬ、香の分らぬ、音の分らぬ、味の分らぬ、皆其人の罪にはあらず、愍むべし、責む可からず。

露伴は，かつては存在も知らず排除されることもなかった少数色覚者を目にし，色の違いと同じように「香りの違い」や「音の高低」が判別できない人を「何といふべきにや」と皮肉っている．

1909（明治42）年，色盲は陸軍士官では不採用となった[73]．翌年示された「身体検査手続」では，「まずスチルリング表を用い，なお疑わしい場合はナーゲル氏表（後述 p.42参照）で検査を実施し，『異常アル者』はその種類と程度を名簿に記入する」と検査の詳細が示された[74]．

---

[73] 陸軍士官候補生諸生徒其他陸軍志願者身体検査規則，1909.3.31，陸軍省令第7号．
[74] 陸軍身体検査手続，1910.2.19. 陸達第5号．

第5章　1910年〜　ナーゲルと小口忠太

声を上げた二人

　戸祭の指摘に応じたかのように，二人の軍医が日本眼科学会で色盲に関する発表の声を上げた．「報告を耳にしていない」と言った（p.31参照）黒澤らが初めて耳にしただろう学会発表だ．1909（明治42）年，陸軍一等軍医であり東京帝国大学大学院で学ぶ当時30歳の石原忍「色盲検査ニ於ケル天然色写真ノ応用附写真供覧」と，翌1910年，当時陸軍三等軍医正の当時35歳の小口忠太[75]「色盲及其ノ検査法ニ就テ」[76]だ．色覚異常についてはとかく石原に注目が集まるが，ここでは小口の言説に目を向けたい．

　石原は「石原式検査表（ここでは，石原が作成した仮性同色表の総称としてこの表現を用いる）」を作成した以後に様々な発表等を行っているが，それ以前に色覚にかかわる論文等は，上記「・・・天然色写真・・・」と同年の「先天性全色盲」の発見報告[77]の二つだ．数多く出版された石原式検査表に載せられた「通俗色盲解説」は，1920（大正8）年以降『学校用色盲検査表』が各学校に常備されるようになることで，眼科医だけでなく教員にも広く読まれるようになる．しかし，これまで述べてきたように色盲に対する考え方は，それより約50年前から日本で培われてきたものだった．つまり「通俗色盲解説」は，その当時の眼科医等の考える「色盲についての知識と全国民対象に行う色盲検査の必要性」を述べたもので，けっして石原単独の考えでまとめたものではない．

　一方，小口の「色神」にかかわる論文は1902（明治35）年から見られ，色盲検査表も石原より6年前に作成している，さらに，学校色盲検査に至る前後の小口の言説は，「通俗」ではない小口の考え方や当時の様子を私たちに伝えてくれる．

　『日本眼科学会雑誌』に掲載された石原の文章は1ページ程の抄録（発表概要）でしか読めないが，小口の論文は，18ページ約6,480字の全文掲載だ．その冒頭には1907年にアノ

---

[75] 小口忠太，1875-1945．1875年信州上田市生．4歳で学校に上がり，5歳の時1年で2度進級し「神童」と賞される．1888年，高等小学校卒業後，医師になることを勧められ，13歳で上田市内の眼科医の下で薬局見習いとして勤めを始める．翌年上京，私立医学校済生学舎入学．2年後，医術開業前期試験に合格．翌年16歳で医師開業免許を取得．研鑽を積み，1893年，医学部聴講生として，東京大学の河本重次郎教授に師事．1894年，志願兵として日清戦争に最年少の軍医として従軍．予備役に編入，複数の病院を転任．1905年，病気入院したことで兵役を終え，陸軍軍医学校教官ならびに陸軍医務局御用掛となる．1902年「歇斯帝里ニ於ケル視野及色神ノ変態ニ就テ」を発表，1907年，「小口病」を発見．1912年，陸軍退役，南満医学堂（後の満州医科大学）教授となり，ドイツ留学．1916年，東京大学より学位取得．1919年，愛知県立医専講師，1922年，同学校が愛知医科大学（現名古屋大学医学部）に昇格，眼科教授となる．1926年，同大学の学長に就任．学制改革により，1931年，名古屋医科大学教授．1939年，名古屋帝国大学教授，同年退官．

[76] 『日本眼科学会雑誌』，1910，14(8)：790-807

[77] 先天性全色盲（寫眞版一）Angeborene totale Farbenblindheit，『日本眼科学会雑誌』，1909，13(8)：791-797

マロスコープを発明したナーゲル[78]の名が頻出し（それまでに検索できた文献にはナーゲルの名は見られなかった），小口がナーゲルから強い影響を受けたことがわかる．

> 1881年に英国のレイリー卿（きょう）は色盲の他に色神減弱である者の存在を唱道（しょうどう）した．それは色感原質のすべてを備えているが，分量的に欠損があるため，ややもすれば弁色を誤り，まるで色盲者のように鉄道船舶等に危害を生み出すものだという．この色神減弱についてはあまり世間は注目していないが，最近ナーゲル氏が特に研究した結果，色盲よりも一層注意をしなければならないものであることを知った．○

のちの医学用語に言い換えると「軽度色覚異常」「異常三色覚」は「強度色覚異常」「二色覚」よりも「一層注意すべき」というナーゲルの言説を伝えている．

また「我が国では色盲に対する知見がなおざりにされて久しい」と東大視力調査後の論文に書かれた黒澤らの主張に賛同する「苦言」を呈し，「以前，我が国と清国には色盲はいないとさえ言い出す者がいることを聞いた．果して西洋と比べてこのような大きな隔たりがあろうか」と憤（いきどお）る．そして，小口自らが軍医を指導して行った色盲検査の結果を示し，

> その結果，私が考えるには，我が国でも男子の平均5％は弁色不全者である．少なくとも3％は存在すると言っても誤りではないだろう．○-2

と，色盲の出現割合を示した．論文に記載されたこの色盲検査の被検者数を合計してみると12,334名に上る．検査にはナーゲルが作成した仮性同色表（ナーゲル氏表）を使用したようだ．小口は「同じナーゲル氏表を用いても」抜き出した割合が低かった例を挙げ，「スチルリング氏表よりやや時間を要し，色神減弱者は往々にして看過することがあるが，充分の注意をもって検査すれば，スチルリング氏表で発見できなかった者を発見できることがしばしばある」とナーゲル氏表を高く評価している．小口自身が「充分の注意」を検査者の軍医等へ指導すれば，これだけ厳密に抜き出せるのだと範を示したのだ．そして，

---

[78] ナーゲル，Willibald Nagel，1870-1911，ドイツの生理学者．感覚生理学の分野での業績が顕著とされる．ベルリン大学准教授．ロストック大学生理学教授．1898年仮性同色表（ナーゲル氏表，Tafeln zur Diagnose der Farbenblindheit），1907年アノマロスコープ（Nagel's anomaloscope）を発明．後者検査器具は，眼科診断で確定診断に用いられる．

そもそも弁色力検査の目的はなるべく多く異常者を発見して警戒をするためだ．確かな
のは，軽い色神減弱といっても職業上危険を公衆に及ぼすことはやはり色盲者と同じで
ある・・・（後略）　O-3

と，色神減弱を危険視するナーゲル説に従っている．

　　この論文には，小口自らが作成した「小口氏色神検査表」を附し，学会で配付したようだ．
不確実な色盲検査を変えるべく苦心して作成した仮性同色表だと説明も加えている．太田安
雄は「この表は，ナーゲル氏表の原理にならい，検査表は20枚のカードから成っている．
小口はこのカードをカルタと称している」，またカードには「円形の色斑が環状に並んでいる」
「この検査法は，色名呼称と色の比較（比色）による色覚検査である」と説明している[79]．
　　これが，日本人が初めて作成した色盲検査表となった．(p.67参照)

私は昨年来ナーゲル氏表に代えるべき一層精巧であり，ことに色神減弱を容易に発見で
きる表を作ろうと苦心し，ようやく完成することができた．思うに色盲はいかなる法，
たとえば毛糸を用いる法でも容易に発見でき別に苦心しなくてもよいが，色神減弱は精
巧な表でなければ発見が難しいのだ．
（この試作はなお余りがあるので，御希望の諸君には進呈する．実験の上で善悪や評論
を発表していただくことを願う）　O-4

　　小口氏色神検査表には，黒澤らのダーエ氏色盲検査表と同じ強い思いが込められていた．
できるだけ厳密に少数色覚者を抜き出さなければという強い思いだ．小口の論文は単なる研
究発表ではなく，少数色覚者にどのように対処すべきかという小口自身の意見を強く示した
ものだった．

　　なお，1910（明治43）年に浅山郁次郎考案の色神検査器，1913（大正2）年頃に小川剣
三郎考案の小川式色神暗点計と色神検査器具が開発されている．いずれも仮性同色表ではな
い．のちのことになるが1921（大正10）年には左座金蔵が『新撰児童色盲検査表』を発刊

---

[79]『日本眼科学会百周年記念誌6』，1997: 40.

している[80].

　保利眞直が1904（明治37）年に上梓した『眼科学全書』には，海外で作成された色覚検査器具が数多く紹介されていた．それらは，当時日本で使われたものというより，いわば研究のための資料提示だと思われる．それに対し，小口・石原が声を上げた頃からにわかに色盲に対する発言や検査機器の発表が見られるようになってくる．二人との直接関係はともかく，この頃，日本では，色盲や色盲検査に対する関心が高まってきたことを示している．

「鉄道及船舶衝突ノ数多ノ証例」

　ナーゲルが「是レ迄色盲ニ因テ起リタル鉄道及船舶ノ数多ノ証例」を学会で提示し，そこで述べた主張を，小口は「色盲及其ノ検査法ニ就テ」の中で次のように伝えている．

> ナーゲルは同年5月にベルリンで開かれた眼科学会で，これまで色盲が原因で起こった鉄道及び船舶の数多の証例を挙げたが，なお，一つには運転手などが殉死して証拠がなくなったことが多いのと，一つには再検査にもまた羊毛法を用いるため弁色不能を発見できないことがあると非難した．O-5

　戸祭が「欧州では色盲車掌が原因で汽車が衝突を起こしている例が少なくない」と述べたように，過去に少数色覚により事故が多発したと伝えられてきたことはこれまで述べてきた通りだ．それは，現在でも語られることが多い．しかし，筆者は，古書から新刊まで色盲検査等にかかわる書籍を数多く見てきたが，それまで目にしたことがあるのは事例ではあっても，具体的に少数色覚者がどのように事故にかかわったのかという証拠と言えるものはなかった．その原点と言える「数多の証例」の存在に，筆者はようやくたどり着いた・・・．

　しかし，同時に奇妙にも思った．証例の一覧は存在していたにもかかわらず，それが過去にも今日でもほとんど紹介されないのはなぜなのか・・・．さらに腑に落ちないこともあった．小口は，日本眼科学会で発表した「色盲及其ノ検査法ニ就テ」の中でナーゲルを賞賛し，証例の存在を示しながら，肝心な「その内容」を示していなかった．それは，なぜなのか．どこかに示しているのか・・・？

---

[80]『日本眼科学会百周年記念誌6』，1997: 316. 浅山郁次郎，1861−1915，眼科学者．日本眼科学会創立にかかわった人物．小川剣三郎 注釈62参照．左座金蔵編『新撰児童色盲検査表』博文社は，国立国会図書館の検索による．左座は医師，1921年『家庭看護学』刊，1939年刊の「九州帝国大学新聞」にその名が見られるが大学との関連は不明．

探し当てた「数多の証例」は，日本眼科学会の報告から2年後の1912（大正元）年，「鉄道災害ト弁色不全者トノ関係」[81]と題する論文の中で示されていた．それは，鉄道院刊の『保健彙報』の中だった．（この論文の原文は，全文掲載しているので参照されたい）

> わが国において色の区別ができない者に関する知見は長い間忘れ去られ，今になってもまだはなはだ幼稚であり，識者が注意を促すことも少ない　P

冒頭，小口はこのような歯がゆさ，憤りを述べている．そして，「<u>ウイリユハルド，ナーゲル</u>ガ諸般ノ記録ニ拠リテ調査セル処ニ拠レバ」として（<u>アンダーラインは原文</u>），ナーゲルが学会で発表した資料を用いて，次のように紹介した．

一，1875年，スウェーデンLagerlundaの衝突，確かに運転手の色盲によるもの，死者9人

一，1878年，<u>フインランド</u>Tawastehusの衝突，「鉄道のポイント操作者」の色盲による

一，1877年，イギリスArleseyの衝突，詳細は不明だが色盲のため

一，1873年，イギリスで詳細は不明

一，年号不明，<u>ウエストファーレン</u>の衝突，原因色盲

一，1900年，南ドイツでの衝突　運転手が緑燈と白燈とを誤認したことによる裁判で色盲または色神減弱と判定された

同じく弁色不全による船舶災害は以下の通り

一，1875年，<u>ヴイルギユア</u>Norfolk港にて汽船Hsac BellとLanbermamsと衝突，原因は舵手の色盲による

一，1881年，Garfet Castinとj.h.Ramienと衝突，原因色盲

一，Floridaで汽船City of Austinの破砕，原因は有色浮標を誤認したため

一，1906年，<u>コペンハーゲン</u>でHeimdallとOnniと衝突，舵取が信号燈を誤認したため

一，汽船HansaとPrimnsの衝突，死者107人

一，<u>イク</u>の運河でTrontoとFreidisと衝突，信号燈の誤認のため

---

[81] 小口忠太，1912，『保健彙報』1912(11)：14-19.
　　『保健彙報』は，鉄道院保健課が1910年12月〜1912年12月まで毎月発行したもの．鉄道院は，1908年，国有鉄道の運営と私設鉄道などの監督とを一元的に管轄するため設置され，1920年5月，鉄道省に昇格している．

以上，記録に現れたものはまだ少数だが，実際は多数あるだろう．なぜなら１には運転手等が職に殉じて証拠がなくなってしまうからだ．２には災害の後の裁判の時，運転手等の色覚を検査するのに羊毛法など不確実な方法が使われ，実際は存在する色盲者まで見逃しているからだ．ましてや鉄道の衝突事故があっても大体が職員の怠けによって起きたと結論づけたり，労働過重が原因だったから信号を見誤ったからだと，少しも色盲だったか顧みることもないために発見できなかったのではないかと，疑わしく怪しく思わざるを得ない．P

　これが，21世紀になっても少数色覚者の職業制限の根拠につながる「数多の証例」だ．いま目にした読者諸氏はどのように感じただろう．

　筆者は，拍子抜けの不意打ちを食らったような感じがした．最も重要な色盲と事故との因果関係についてまったくわからないからだ．その説明は皆無に等しい．また，これまで「過去，色覚異常が原因で多数の事故が起きた」と何度も目にしてきた筆者としては，1873年から30有余年に亘る世界中で起きた「数多（あまた）」というにはあまりにも数が少ないのではないか．モロンとカボニウスによると，「1870年代は毎年，英国の鉄道事故で1,000人を超える人々が死亡していて，1875年までの4年間だけで5,231人が命を落としている」（Mollon and Cavonius 2012＝2023: 16）とあるほど，当時事故は多発していたようだ．そのイギリスの鉄道事故で挙げられた2件はいずれも「詳細不明」で，しかも1件は事故発生年しかわからない．「鉄道及船舶衝突ノ数多（あまた）ノ証例」にはなりえていない．

　小口は，事故は「実際は多数ある」とも述べているが，その根拠は推測の域を出ず，文章末に書かれた通りまさに「疑わしく怪しく思」う範囲でしかない．

　目を転じると，小口に続いて，翌年1913（大正2）年，のちに神戸鉄道病院眼科医長となる伊賀文範[82]が，『新撰色盲検査表』を作成している．もっぱら鉄道関係の検査に用いられたというこの検査表の緒言には，次のような記載がある．

　信号によって左右される鉄道員または船員等は，綿密な検査を行って，色覚が健全でなかったら不採用にすることになった．これらの危険を伴う特殊な職業に従事する者に対し，

---

[82] 伊賀文範，生没年不明，1913年「新撰色盲検査表（一名仮性同色表）」を発表．1921年2版及び3版の中表紙には神戸鉄道病院眼科医長と記載がある．神戸鉄道病院は1915年開設，1928年，大阪鉄道病院と改称．現西日本旅客鉄道株式会社大阪鉄道病院に至る．

厳重な検査を行う必要があるのはもちろん，将来職業を選択しようとする人もまた，あらかじめ色覚が健全かどうかを知って，自分の進むべき道を定めなければならない．それに加えて色覚の検査は，極めて綿密な注意が必要で，粗雑な方法を使用しては色覚障害の有無を簡単に見つけられないだけでなく，被検者の中には，就職の関係等によって，懸命に自分の色覚異常を隠蔽しようとする者もいて，益々その検査を困難なものにしてしまうために，いっそう慎重に行わなければならない．Q

　翌1914（大正3）年，鉄道省は「身体検査並健康診断規定」を定め，色盲及び難聴者は「直接運転業務ニ関係ナキ職務」にのみ採用することとした[83]．
　『新撰色盲検査表』の広告が，1922（大正11）年の官報に何度も掲載されている．伊賀の検査表が，鉄道従事者や志望者に広く使用されていたことの表れだろう．
　伊賀の説明には，見逃すことのできない主張が述べられている．それは，鉄道だけでなく職業選択をする者全員を色盲検査の対象にして，色覚異常を隠蔽する者を見つけ出す色盲検査を行わなければならないという主張だ．その根拠となるのが「鉄道及船舶衝突ノ数多ノ証例」だったのだ．

ナーゲルの原文

　筆者は，小口の言説の元であるナーゲルの学会発表そのものを確認する必要があると感じた．そこには詳細な記述があるはずだと思った．ようやく入手した原文（発表の抄録と思われる）[84]の翻訳を専門家に依頼し，さらに語彙のニュアンス等をその専門家に確認しながらできるだけ原文に忠実な日本語訳の文章化を試みた．
　原文には，小口の説明にはない前段があり，「一覧」を示した経過が説明されていた．ドイツでは，1907（明治40）年，内務省が法的に導入しようとした色盲検査について，保険協会側は「色盲が原因で起きた事故は皆無だ」として検査導入に反対する声があり，論争が起きていた．ナーゲルが，その検査導入反対者に示すべきとして提示したのが「鉄道及び船舶の事故証例」だった．その和訳は次の通り．

---

[83] 1914.11.30達第1079号．（身体検査並健康診断執行事務要覧，1925，鉄道省大臣官房保健課刊 による）
[84] Nagel WA. Ueber die Gefahren der Farbenblindheit im Eisenbahn und Marinedienst. Centrabl Prakt Augenheilkd. 1907;206-7

4）W.Nagel氏：鉄道および海軍での色覚異常の危険性について

　ドイツ帝国内務省が計画している公式色盲検査の新規定に反対して，ハンブルクの海事職能協会のメンバー側から提起されたさまざまな論拠のうちで，繰り返し主張されているのは，船舶事故や鉄道事故で，色盲や色覚の異常が原因で引き起こされたものは皆無だというものだ．

　この点に関しては，次のような事例を伝えるべきだろう：

I　鉄道事故

　1）1875年に，スウェーデンのラーゲルンダ付近で生じた衝突事故，死者9名．機関車運転手の色盲によって引き起こされたということはまちがいない．

　2）1878年，フィンランドのタワステフスで生じた鉄道事故．原因は転轍手の色盲．

　3）1877年頃，イギリスのアールジーで生じた鉄道事故．詳細は不明．色盲が原因とされている．

　4）1873年にイギリスで生じた鉄道事故，色盲が原因とされている．詳細は不明．

　5）ヴェストファーレン州Buckeでの鉄道事故，色盲が原因とされている．詳細は不明．

　6）南ドイツのO.での衝突事故，1900年．原因：運転手が青信号を白信号と勘違いしたため．専門家によると，運転手は色盲か色神減弱とのこと．

II　船舶の事故

　1）バージニア州ノーフォーク近郊の海岸で起きた蒸気船「アイザック・ベル」と「ランバーマン」の衝突事故（1875年）．ランバーマンは沈没．操舵手が信号灯を間違え，のちに色盲であることが分かった．10人が溺死（ビッカートン）．

　2）「カーベット・キャッスル」と「T.H.ラミアン」の衝突（1881年）．原因は色盲（B.）

　3）汽船「シティ・オブ・オースティン」がフロリダでの座礁．原因：色盲により着色されたブイを間違えた．いわゆる後天性色盲（B.）．

　4）エルベ川下流で汽船「ハンザ」と「プリムス」が衝突，死者107名．原因の可能性が最も高いのは色盲であったが，「報告者」の依頼により1907年になってプリムスの船長は色盲と診断された．

　5）1906年，コペンハーゲンでの「ヘイムダル」と「オンニ」の衝突．原因は信号機の色の取り違え．色盲は事故原因により除外された．しかし，落ち度のあった操舵手は「赤色の異常」だったかもしれないし，後天的な色覚異常だったのかもしれない．

　6）アイルランド運河での「トロント」と「フレーデス」の衝突．監視員が信号機の色を取り違えてしまったが，色盲の検査は行われず，色盲かどうかを尋ねられただけ

だった（!）（B.）.

Ⅲ　事故の未然防止

　ビッカートン氏は，船上で色盲者による誤ったコマンド（命令）が，その場にいた色覚正常者によって，最後の瞬間に防止されたケースを実に5件も報告している．うち1件は，蒸気船のサイドライトを，赤白に変化する灯台の光と混同してしまったものだった．

　上記事例ならびにⅠ，Ⅱで述べたいくつかの事例については，広く散在していて一部入手困難な文献からのものもある．収集する労を惜しまなかった宮廷顧問医師ツィテルマン博士に謝意を表したい．

　報告されている事例で「色盲」と表現されていても，それは真の2色覚であることを意味しているのではなく，色神減弱だった可能性も考えられる．なぜなら，これら2つのタイプは，実際の色盲検査ではほとんど区別がつかないからだ．R

　船舶事故一覧には，ビッカートン（p.33参照）が調査した記録が3分の2を占めている．小口の説明には付されていないが，それぞれの事例の後に（ビッカートン）や（B.）が付されたものがそれに該当する．

　さらに，「Ⅲ.事故の未然防止」という項があり，ナーゲルが「できるだけ具体性のある事故」の情報として，ビッカートンのほか宮廷顧問医師とともにできるだけ多く集めた事例が「Ⅱ.船舶事故」の6例だったことがわかる．

　筆者は，翻訳文作成中に文末表現を何度も翻訳家に確認した．その中で，「鉄道の1)・2)の事故は"色盲が原因"という断定表現．3)・4)・5)の"されている"は"言われている"という伝聞の意味合いがあり，本人は断定していない表現．6)も伝聞と解釈するのが適当」という回答を得た．「数多の証拠」は，少なくともナーゲルが確証を得た事例ではなく「色盲だと聞いた，または言われている事例」や「色盲が原因と推定される事例」だった．

　ナーゲルが事例の中で「まちがいない」と明確に断定しているのはラーゲルンダの事故だけだといってよい（それも現在では否定されているのだが）．それ以外は慎重に言葉を選んでいるように感じられる．しかし，ほとんどの事故事例がどのように色覚異常と結びついているのかが把握できていないどころか，年号や発生場所が不明のものまであるのは小口の引用と同じだった．

　筆者は，インターネット上に掲載された記録等からもナーゲルが示した「1　鉄道事故」を追ってみた．事例ごとの結果は以下の通り．

1) 色覚異常が衝突を引き起こしたという確固とした根拠はなく，それが唯一の原因ではな

かっただろう（Mollon and Cavonius 2012＝2023）.

2）同年同国での事故記録を発見できず．被害規模不明の事故だが，軽微な事故のため現在伝えられる事故記録として残っていないのかもしれない.

3）1876年12月23日に起きたArleseyの事故 (p.15参照) と思われる．だとすれば，それは現在，色覚が原因だと特定されてはいない．なお，事故発生年をナーゲルは1877年頃とし，小口は1877年と両者とも誤って記述している.

4）①ボーン駅で遊覧列車が2台の客車と衝突．重傷者なし．車両と遮断機の破損．または，②旅客列車がウィガンノースウェスタン駅で脱線．13人死亡，30人負傷．のいずれかの可能性があるが，ナーゲルの文からは特定不能.

5）発生年が不明な上，Buckeという地名は（ナーゲルの母国にもかかわらず）ドイツに存在しない．小口はBuckeの語を省いて事例紹介をしている．筆者はナーゲル原文の翻訳を依頼したドイツ人の翻訳家にも尋ねたが，まったく思い当たる地名はないという．人名としては存在する語のようだ．事故記録を発見できず.

6）同年同国での事故記録を発見できず．また，「O.」について，小口は後述する1920年の講演（新聞記事）では「南独逸オー駅」としている (p.80原文参照T) が，1900年当時開業していた「O.」駅はオスナブリュック中央駅（Osnabrück Hauptbahnhof）だけのようだが，位置はドイツ南部ではなく北西部だ.

　結果，該当すると思われる事故記録はいずれも，色覚異常が原因とする記載や内容は見つからなかったが，「とても詳細にたどり着けなかった」という方が適切な表現で，ナーゲルの示した証例の正当性は確認できなかった.

　小口はそれらを，色覚異常が原因として起きた「断定」事例として紹介していた.

小口とホルムグレンと

　小口の「断定」は，誤訳なのか，意図的に変えたのか.

　その経歴からも小口がドイツ語に疎いなどとは考えられない．前述のようにベルリンの医事週報に掲載された報告について論文も書き，「鉄道災害ト弁色不全者トノ関係」は，彼がドイツ留学中に発表されたものであり，その留学中に自著をドイツ語で出版もしているのだ．ちなみに，ナーゲルは1911年11月に没しているため，小口が留学中会うことはかなわず，「証例」について話を聞く機会はなかった[85].

　小口は，おそらく色盲が原因であることは間違いないと考えていたのだろう．「数多」と

しながら，「証例の数が少ないことを認め」，実際はさらに事故は多くあるはずだと，「見落とす理由」も列挙している．この部分がナーゲルの原文とは異なる彼の論だ．つまり，小口は，色盲検査が不確実な方法で行われているために色神減弱者が見落とされており，その色神減弱者も事故を起こしているにちがいない，だから証例が実際よりも少ない報告しかされていないのだ，と考えていたのだろう．……　ナーゲルの比較的慎重な文言より一歩進んで，事例は「色盲が原因と断定できる事例」として掲げたのだ．

　そう考えた時に，「ホルムグレンの公開実証実験」と「小口の断定」が，筆者の中で重なった．
　ホルムグレンは，色覚異常が信号を見誤ることを証明したとする公開実証実験で，2人の少数色覚の車掌に，示された信号と同じ色の信号を返すように指示した．一人目の車掌は示された白に対して赤を示し，二人目の車掌はその赤に対して緑を示した．これは，世界的に色盲検査が行われるようになるきっかけとなった．しかし，モロンとカボニウスは「トリックは狡猾だった．車掌たちに渡された信号灯の1つには，濃さの異なる3枚の赤色ガラスが組み込まれており，もう1つの信号灯には，同じく濃さの異なる3枚の緑色ガラスが組み込まれていた．二人の車掌は，明るさによって色を判断することに慣れていたため，欺かれてしまった」と実験に使用した信号灯の測色を行い，論じている．ホルムグレンは「この方法は一般的な色盲のスクリーニング検査では有用でない（羊毛法の方が適切）が，『鉄道や海軍の船舶乗務員などの特別な場合の管理方法』であり，『上層部の説得に使用できる』と［医学誌で］述べている」．しかも，その信号灯を公に保存している（Mollon and Cavonius 2012＝2023）．「トリックを隠す」とか「欺いた」とは考えていないのだ．
　小口にとっても，ナーゲルの表現とは異なる「断定」表現することは，「改変」とは考え

---

85 参考までに小口の足跡と関係する事項を年譜で示す．
　　1905年　三等軍医任官．陸軍軍医学校教官並びに陸軍省医務局御用係．戦後戦役衛生史（日露戦争の眼外傷の記録）編纂を始める．
　　1908年5月　ナーゲルが，ベルリン眼科学会で「色盲に起因する事故証例」発表．
　　1910年　陸軍三等軍医正．のちに小口病と呼ばれる「夜盲症の一種」について論文発表．「色盲及其ノ検査法ニ就テ（附予ノ色神検査表）」発表．
　　1911年　陸軍軍医学校教官となる．
　　　　　　「日露戦争の眼外傷の記録」完成．「小口氏仮性同色表」作成．
　　1912年　陸軍退役．陸軍軍医学校教官辞職．南満医学堂教授に招聘．ドイツ留学，ハイデルベルグ大学．日露戦争の眼外傷の記録をドイツ語で出版．保健彙報11月号に「鉄道災害ト弁色不全者トノ関係」を掲載．
　　1913年　ドイツ留学，ミュンヘン大学留学．
　　1914年　ロンドンの国際医学会に出席して帰国．南満医学堂に復帰．
　　日露戦争の眼外傷の記録とは，1906年，保利眞直の推薦により陸軍省より「明治三十七八年戦役陸軍衛生史」全4巻の編纂を命ぜられたもので，日露戦争による眼の外傷に関する膨大な記録である（「日本眼科を支えた明治の人々」より）．全5冊，1,552ページに93の表を掲載．これをドイツ留学中にドイツ語で出版している．

ていないのではないか．両者に共通するのは，自国や社会のために色盲が原因となる事故を防ぎたいという強い思いであり，色盲の疑いがある者は手段を問わず排除するという解決方法が最善策と考えたゆえの「行動」だったように，筆者には思えるのだ．小口が，色神減弱者がとても危険なのだと強く警告していた理由にも結びつく．万に一つも色盲による事故など起こしてはならないと警告していたのだ．

　少数色覚者を鉄道・船舶従事者から厳密に排除するドイツやイギリスのようなシステムが日本にとっても必要だと考え，「断定」したと推察もできる．小口の言説からは，ナーゲルに対する賞賛と尊敬の念が伝わってくる．ナーゲルがドイツ内務省に「証例」を示したように，日本でも同様に「証例」を示し，色盲検査のシステム構築につなげたいと考えていたのではないか．

　色神減弱者は弁色がまったく不能ではなく，ただその力が弱いために時には間違うことがあるくらいで，紅と緑とを比較してそれが違う色だと区別できても，色の純度が低く暗い時には健全者が明確に認識できる程度でもその2つの色を区別できない．また色がついた対象物が小さいときや遠くにある時も弁別不能となる．このような者は昼間はもちろん夜間でもおおむね紅燈と緑燈を弁別できても霧や煙がある時，または塵や埃が舞っている時はとても困難となる．あるいは健全者は200メートルの距離よりなお遠い時も簡単に信号灯を区別できるが，色神減弱者は近づかなければ区別することができない．したがって雲や霧等がかかった時はいっそう近づかなければならず，しまいには赤信号を越えて線路に突入することに至ってしまう．そのほか紅燈の光が強く，緑燈の光が弱い時やガラスの掃除ができていない時は，紅と緑を反対に認識することがある．すべてこの色神減弱者は自ら弁別ができないことを知らないことが多く，そばにいる人もまたおおむね注意しないこともあり危険だ．

　弁色検査法として毛糸撰出法は最も広く用いられてきた方法だが色神減弱者を発見するにはまだ精密とは言えない．それを遺漏することがあるからだ．またこの方法は熟練し会得した者が使用するのでなければ成績が確実ではなく，特に従来からわが国で色盲に関する知識が低かった結果，ホルムグレンが定めた規定を知らずに勝手な方法で検査する者が多く，単に毛糸の一束を出して色の名前を問う者すらあった．このような方法では色神減弱者はもちろん色盲でも発見できない．

　したがって従来，弁色不全者が発見されることが少なく，弁色検査はただ形式に過ぎただけの感がある．しかし私たちが近年検査する成績によって，わが国において少なくとも男子の3〜5%は弁色不全者であることを知ることができた．P

かつて「ダーエ式」を作成した黒澤らが抱いていた「杞憂（きゆう）」を反復するような色盲検査に対する強い思いを，小口も綴っていた．

・・・わが国は現代のような過渡期ではヨーロッパ文化の吸収にも遅速がある．色盲に関する知見は遅れたものの一つだ．学会の中枢でもすでにこれをなおざりにしているが，行政上にも関係することだと認識すべきだ．

　最もいたたまれなく感じる鉄道と船舶では，これに従事する職員は国有となる以前からそれぞれの会社で採用時に確実に精密な弁色検査が行われたかどうかを疑わずにいられない．また今日でも僻地では色覚検査が何なのかを知らずに平然と健康であるという証明票を交附していることがあるのではないか，また都会であっても体格検査を依託された病院の医師は世の中のこの流れを知らずに粗（あら）く漏れのある毛糸検査で満足していることはないか，また将来鉄道員となるべき者を養成する機関である学校では生徒を募集するとき合理的な弁色検査を実施しているか，全く実施していないことはないか，実にこれらの用意を欠いたために幾多の惨害不幸を生じても原因がつかめない間に時が過ぎていっていることはないか，杞憂に過ぎなければ幸いだが．P

「幾多の惨害不幸」が起きているにもかかわらず「色覚異常が原因だと断定できる事例」が明らかにならない原因は，「学会のなおざり」や，見過ごす者を生む不十分な色盲検査，医師の認識不足にあると主張している．小口は，色盲検査の改善・厳密化に対し自らが声を上げ，自らが実践していかなければならないという責任感さえ感じていたのではないか．

　終わりに弁色不全による鉄道災害を避ける方法について自分の意見を述べると次のようになる．
1　鉄道員はすべて採用の際，十分な色盲検査を行う．色盲および色弱者は不合格とする．従来から雇用されている者は，随時色盲検査を行う必要がある．
2　色盲検査の方法は最善のものを使用すべし．しかし残念ながら今日なお最善と称すべき検査は存在しない．そのため，実際使用し比較的もっとも精確（せいかく）と思われる方法を用いるべきだ．特に色弱者を見逃すことがないようにする．
3　検査医官（または医師）は色盲に関した知識，特に実地経験のある者が行うべきだ．書物上や講義によって得た知識だけではいけない．実際自らが色盲者を発見して研究し自ら会得した者でなければ十分ではない．

4 色盲検査は毎年1回あるいは2年に1回行う．色盲者はおおむね先天性なのでそれを
反復して検査する必要がないように思われるが，稀には視神経等の疾患によって後天
性でも生じることがある．
また，誤って雇い入れた色盲者を発見することもあるからだ．
5 鉄道災害で信号に関した過失の疑いがあったときは信号に関わる職員に全員に綿密
な色盲検査を行い，色盲が原因の過失かどうかを明らかにする．
(明治四十三年十月二十六日調) P

しかし，ここでは眼科医への提言はあるものの「行政上も関係する」ことに対する提案は
なされていない．西洋のように色盲検査を国で規定する状況やそれを行う公的機関もない日
本では，否応なしに志ある眼科医が先頭に立つしかなかったのだ．一方，当時大きな問題と
なっていたトラホーム[86]に対する施策は，国と眼科医が連携して行っていた．

眼科医コーンの提唱により，日本でも「公立学校ニ学校医ヲ置クノ件」が勅令として
1898（明治31）年1月公布されていた．明治期の社会の衛生状態は悪く，1900年以降，青
年層，学齢児童などの間でトラホームは猛威を振るい，いくつかの地域では学童の3分の2
が罹患し，法規どおり出席停止にすれば学校教育が完遂できないというような事態が現
れ[87]，1908（明治41）年，文部省通牒により，学校では，学校医あるいは「其技術ヲ練習
セル一定ノ職員ヲシテ学校医ノ指揮ノ下ニ点眼治療」することが可能になるなど，医師と教
職員が協力してトラホーム感染を防ぐことになっていた．

トラホームに対する国と眼科医の連携は，その後の「学校色盲検査」システムづくりにも
大いに影響を与えたことだろう．「連携の前例」もあり，さらに伊賀のいう「職業選択前に
検査する」場として学校に着目するのはごく自然なことだ．学校ならば全員に検査を実施す
ることも容易だ．トラホームの点眼治療は教員が行っていた．治療でもない色盲検査は，な
にも眼科医が行う必要はなく，検査は教員に行わせればよいという考えにつながっていく．

1910年代，医学書に色盲と職業との関係を示す同じような記載がいくつも見られる．も
はや，色盲と職業選択は完全に結びつけられ，強い口調で鉄道船舶以外の職業にも言及され
るようになっていた．

---

[86] トラホーム，別名トラコーマ，クラミジア・トラコマチス（Chlamydia trachomatis）を病原体とする感染症．伝染
性の急性および慢性角結膜炎．直接接触による感染のほか，手指やタオルなどを介した間接接触による感染も多い．また，
母親が性器クラミジア感染症を持つ場合，分娩時に産道で垂直感染することがある．1919年，日本でトラホーム予防
法が公布された．
[87] 日本学校保健会，1973，『学校保健百年史』，第一法規出版

色盲ヲ有スル小児ハ，将来　航海員，鉄道員，画工ノ如キハ志望スルノ資格ナキモノナリ（1910年，小児之眼病及其療法　堤友久）

海員，兵士，鉄道員等は検査を厳重にして後に採用することになって居る．色盲のある人は画を書く時にとんでもない色を用いて　・・・中略・・・とても美術家杯は其職業を変更しなければなりません（1911年，通俗眼病の話　井上温）

色盲は生命に危険を及ぼすことはないが，職業によつては，これが為めに種々障害を来すことがある．殊に信号手等にして，此病気を持つて居るときには，大変なる間違を来すことがある．嘗つて瑞典国の鉄道の駅夫が此色盲を患ひて居つた為めに信号を誤り，汽車を衝突せしめたことがある．それで夫れ以来西洋では海員，兵士，鉄道員等は特に此色盲の検査を厳重にして，これ無き者を採用することになつて居る．また色盲のある人は，画を書く時に，とんでもない色を用ひて，他人から注意せられ，初めて知ることがある．例えば花を画いて，葉も花も同色にして居るが如きは其一例である．それ故に色盲を有する者には美術家杯云ふ職業は適さぬものである．（1916年，家庭医学叢書 眼病の話　執筆者不明，ルビ原文通り）

　鉄道省は，「身体検査並健康診断規定」に，「弁色力不完全ノ者乗務セシメザルノ件」という通牒を出し，「（色盲は）直接運転業務ニ関係ナキ職務」に就けるという規定から，色盲とともに色神減弱者も「爾今是等ノ者ハ絶対ニ乗務セシメズ（これ以後，絶対に乗務させない）」とした．規定が定められて4年後，1918（大正7）年の改定だった[88]．その改定理由は次の通り．

88「弁色力不完全ノ者乗務セシメザルノ件」1918.12.23.鉄官保第1257号依命通牒，（1925，身体検査並健康診断執行事務要覧 鉄道省大臣官房保健課刊 による）

> 一，色神減弱者は普通の場合は実際上信号及び合図旗などの色を識別できる者が多いが，これは主として熟練の結果によるものだ．ゆえにもし一旦天候の変動によって煙霧や雨雪の場合，積もった雪が照り輝く場合，たそがれ時または夕日のため一面が黄褐色を呈するような場合に遭遇する時は，とうてい色神正常の者のようにはいかず，このような場合には往々にして不慮の災害を招くことがないともかぎらない．
>
> 二，色神減弱者はたとえ色を識別できる者であっても，その識別に要する時間は正常者に比べ長くかかり，一瞬の間に現われるような信号に対しては，とうてい完全な識別をすることはできず，危険を未然に防止する余地はない．
>
> 三，色神減弱者は色神健常者のように遠距離で信号を識別する能力に乏しいので，遠方にある赤い信号は赤色弱の者には黒色に，緑色弱の者には褐色に見えるようなことがある．
>
> 四，色神減弱者は色に対して疲労することが速く，かつ色を識別することに対して不快の感を持つために，この種の作業に長く従事する場合に精神過労に陥ることがある．S

ちなみに，この規定が，100年以上経った本書執筆現在も生き続けている．

昭和31年運輸省令第43号　動力車操縦者運転免許に関する省令
施行日：令和5年2月28日（令和4年国土交通省令第七号による改正）
　第8条の2（身体検査）
　　　身体検査は、別表2の上欄に掲げる項目について行い、その合格基準は、同表の下欄に掲げるとおりとする．
　別表2（第6条，第8条の2関係）
　視機能　一　視力（矯正視力を含む．）が両眼で1.0以上、かつ、一眼でそれぞれ0.7以上であること．
　　　　　二　正常な両眼視機能を有すること．
　　　　　三　正常な視野を有すること．
　　　　　四　色覚が正常であること．

ここに記載はないが，「色覚が正常である」判定は，現在でも石原式検査表により行われるという．

第6章　1920年〜　学校色盲検査の始まり

加えられた「色神」

　石原忍が，のちに世界的に仮性同色表の代名詞のように「ISHIHARA」と呼ばれるようになる石原式検査表の第1号『色神検査表　大正五年』【図7】ひらがな及び曲線を辿らせる表の計28表）を完成させたのは1916（大正5）年で，学校色盲検査が制度化される4年前だった．

　この検査表に書かれた「壮丁の4.5％」という色盲の割合は，小口の「誤リナカルベシ」という数値と一致した．色神減弱者を容易に抜き出せる検査の完成を意味していたと言えるだろう．

　なお，石原は，『色神検査表　大正五年』とは別に『石原式色盲検査表』（カタカナ16表）も作成し同年9月1日初版を発行している．ともに蛇腹の折り本形式で作られた検査表だ．後者は，1918（大正7）年の再版から『石原式日本色盲検査表』（カタカナ18表）と名称が変更され，現在と同じ冊子形式になっている．

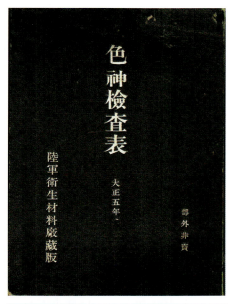

【図7】
色神検査表 大正五年
（左）表紙
（下）折り本形式

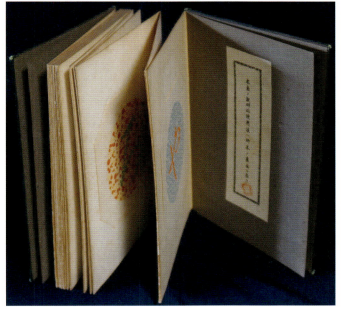

　一方，元号が大正となった1912年には，トラホームの罹患率が，徴兵検査時の検査で過去最高の24.0％に達し，啓蒙講演会や検診，無料救療施設開設など国を挙げ取り組まれていた．1915（大正4）年に設立されたトラホーム予防協会の初代役員の理事に当時文部省普通学務局学校衛生官であり医学博士でもあった北豊吉[89]と石原忍の名が連なる．北は石原

---

[89] 北豊吉，1875-1940，東京帝国大学医科大学衛生学選科，文部省学校衛生官（1916），普通学務局第五課長，学校衛生課長，体育研究所所長を歴任．

の1歳年上だ．1918（大正7）年4月同協会の総会時には，北が「学校とトラホーム」石原が「壮丁とトラホーム」という演題で講演もしている．石原と北はトラホーム協会でもつながりが強く，顔を合わせて色盲に関してや学校色盲検査について話が及ぶことも多かっただろう．

　1920（大正9）年に文部省普通学務局学校衛生課長となった北は，翌年講演の中で「本邦学校衛生事業の中，身体検査と云ふ事は其最も著名な事の一つであつて・・・（中略）・・・かゝる事は之を全世界に見ても外に類例のない立派な事で・・・」と日本に身体検査規定があることを誇っている．また，新規定「学生生徒児童身体検査規定」となるまでに「色々研究し又一面に於て，全国各府県の地方長官学校長並に学校医の意見を徴した次第で，丁度大正5年の暮に夫れ夫れ回答を得たのである」と説明している[90]．石原が石原式検査表を完成した年に，北は身体検査に対する意見聴取をしていたことになる．

　一方，石原は「[大正五年式色神検査表]に次で大正七年に，数字を使つた学校用色盲検査表が出来たのである．」と後年述べている（石原 1959:46）[91]．学校色盲検査制度は，5年ほどの時間をかけ，充分な準備をもって始められたことがわかる．

　そして，1920（大正9）年7月，色神が加えられた新規定が文部省訓令として発令された．そして年度末の1921年3月15日に『学校用色盲検査表』が発刊されている．

●色神検査ハ在学中一回行ヒタルトキハ其ノ後之ヲ省略スルコトヲ得

　　（引用者注：ただし，尋常小学校4年以下は，視力及屈折状態，聴力の検査などとともに省略可）

●色神ハ其ノ異常アル者ニ就キ色盲及色弱ヲ区別スベシ

●色神［の統計及び報告の記載］ニ就テハ異常者ノ数及ヒ検査人員ヲ記スベシ

「色盲と色弱を区別」という記載に，石原表への絶対的な信頼感が表れている．

　北は，色盲検査については，「これ教授上及び職業選択上大に参考なるものにして，然も其の検査方法は比較的簡単なり」と記している（北 1920: 269）[92]．医師でなくても検査できるという理由はこの簡便さにもよるものだった．また，身体検査の意義を「之を基礎として各年統計を取り，全国学生生徒児童の身体状況を知らんとするもの」と明記している（北 1920:291）．

---

[90] 北豊吉，1921，「身体検査規定ニ就テ」，『日本学校衛生』9(3)，84-87
[91] 石原忍，1959，「回顧八十年（天)」，『東京医事新誌』76(11)
[92] 北豊吉，1920，『学校衛生概論』，右文館

かくして，陸軍，海軍，鉄道従事者だけでなく，すべての児童生徒に色盲検査を行い，「異常」を見つけ出し，さらに色盲・色弱に分け国に報告するというシステムができあがった．その必要性の理解を広げるために示されたのが「通俗色盲解説」だ．学校色盲検査が始められるのに合わせるように『石原式色盲検査表』も同年発刊の第3版から「通俗色盲解説」が掲載され始めている．

　しかし，学校色盲検査が始められる以前から色盲検査を先行実施している地域等もあった．例えば，東京市深川区専任学校医から，1918（大正7）年3月及び翌年3月尋常小学校・高等小学校卒業生に，発売されたばかりの「石原式色盲検査表」で検査をしただろう報告がある[93]．

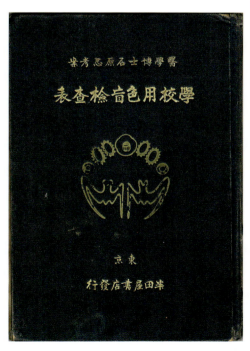

【図8】学校用色盲検査表初版
（左）表紙　（右）同検査表所収 通俗色盲解説の一部

---

93 東京市深川区専任学校医，1922，「小学校児童ノ視力ト色盲ニ就テ」，『日本学校衛生』8(1)，22-25

学校色盲検査の実際

『学校用色盲検査表』は，合計10表からできていた．

1表は，多数色覚・少数色覚とも同じ数字を答えるよう作られたもの．

2～4表は，少数色覚者は，多数色覚者と異なる数字を回答するように作られた表．

5～7表は，少数色覚者は，数字を回答できないように作られた表．

8表は，少数色覚者だけが，回答できるように作られた表．

9～10表は，多数色覚者と「紅緑色弱」は同じ回答をし，「紅緑色盲」は異なる回答をするように作られた表．

「使用法」には，「速やかに検定する」ためには，1表，2～4表のうち一表，5～7表のうち一表を「順次に試験するのがよい．之れで通常検査の目的は達し得られる．而して若し色盲者を発見したならば更に9，10の二表を示して其の程度を定める」とある．この記述は，1968（昭和43）年の改訂，及び『学校用色覚異常検査表』（12表）と改名した段階で，全表読ませるように変えられているが，それまでは，わずか3表で「正常・異常」に振り分けられていたのだ．

教室で多数の児童生徒を一列に並べ次々にページをめくって検査表を読ませるが，多数色覚者は瞬時にそれぞれの表を読める．想像するに，一人あたり5～6秒で3表を読み終え，検査は済んだだろう．そして「異常なし」の言葉に喜ぶ．教師は「読める」児童生徒の表ごとの結果など記録する必要はなく，「判読できない」者だけメモすれば済んだ．多くの児童生徒は何のための検査か，何を検査されているのかも知らなかっただろうが，「異常なし」と判定されれば，喜びと安堵がある．

ところが少数色覚者になると，とたんに時間の流れが変わる．多くの人が見ることのない「二つの表」が示され，級友の注目を浴び，好奇の対象になる．級友からは，「自分が簡単に読める」表が「読めない」と驚かれる．「二つの表」で判定されるまででも10秒程度だろうか．「異常あり」と級友の前で明らかにされ，記録される．

「二つの表」は，2桁の数字でできている．色神減弱（ここでは紅緑色弱）者であれば「読める」が，色盲（ここでは紅緑色盲）では数字は一つしか「読めない」．8表は，前述のように色覚異常者だけが「読める」表だとされていたものだ．

学校用色盲検査表は，こうした検査効率を最優先として表の数を減じてつくられたものだ．

三つの疑問

読者は，いくつか疑問を持ったのではないだろうか．

一つは，最後の二つの表はなぜ必要だったのか．色神減弱者であっても色盲と同じように排除の対象にすべきだと，当時は考えられていたため，わざわざ区別する必要がないはずだ．

また，区別しても，学校の教員がそれぞれに応じて説明などできるはずもなかったことはいうまでもない．色盲を抜き出すスクリーニングが目的であり，教師や医師がそうした説明をすることなど最初から想定はされていなかったからだ．

石原は『石原式色盲検査表』[94]所収の「石原式色盲検査表解説」の中で「色盲検査ノ実際上ノ目的ハ色盲及色弱者ヲ発見スルニ在リ．而シテ色盲ト色弱トノ区別，紅緑盲第一型ト第二型トノ区別，紅緑色弱第一型ト第二型トノ区別ノ如キハ，主トシテ学術上興味アルコトニシテ，之ヲ確実ニ分類センガ為ニハ一層精密ナル装置ヲ用ウルヲ要ス．[色盲と色弱では読み方の異なる]本表14，15ハ唯其大略ヲ知ルニ適スルノミ．」とも述べている．

新規定から，身体検査結果は本人及び保護者に伝えることになったのだが，北は身体検査の意義を「之を基礎として各年統計を取り，全国学生生徒児童の身体状況を知らんとするもの」と前述の「学校衛生学」で述べている．色盲と色神減弱の区別は，その統計のために必要とされたのだ．

こうした点から，学校色盲検査は，けっして被検者である児童生徒のために始められたのではないと考えるべきだろう．

もう一つ，「誰でも読める」第1表は，なぜ必要なのか．

これは厳密に言うと色覚を検査する表ではない．『石原式日本色盲検査表』[95]には，「[この表で使用している]片仮名を読み得ない者には[数字を用いた]石原式万国色盲検査表を用うるがよい．」という記述がある．児童生徒が容易に読める数字を用いた「学校色盲検査表」だったが，それでも読めない者がいることも想定していたのだ．

1915（大正4）年の陸軍省統計年報「壮丁教育程度調査」では，男性のうち高等小学校（当時2年間）卒業 25.3%，同卒業同等程度 9.2%，尋常小学校（当時6年間）卒業 39.9%，同卒業同等程度 7.9%，「稍々読書算術ヲ為シ得ル者」9.5%，「読書算術ヲ知ラサル者」2.2%という割合だった．

そのため，検査を始める前に，まず数字が読めるかどうかを確認することが当時必要だったのだ．同時にそれは，被検者が検査方法を理解できたか，口頭による回答が可能なのかを，検査する側が瞬時に確認するための表なのだった．

---

94 1916年9月1日，半田屋出版部，表数16．
95 1916年10月2日，半田屋書店，表数16，初版は『石原式色盲検査表』だったが，2版から『石原式色盲検査表』と改称．

その第1表が，現在の検査表にも残されている．筆者は，「色盲だと，この表の色の差が判別できないのか」と考える人が少なくないと感じる．色覚の違いについて正しい認識を持たないまま，この第1表から検査を始めれば始めるほど，そのような誤解を持つ人が増えたのではないだろうか．しかし，当時はそのことに危惧を抱く人などいなかっただろう．目的はあくまでも色盲を抜き出すことだったからだ．

　さらに三つ目の疑問，なぜ小学校から色盲検査を行うのか，職業選択には早すぎるではないかと思われるかもしれない．しかし，以下のような時代背景があることを踏まえると，検査する側の意図が見えてくる．

　文部科学省学制百年史によれば，大正期の義務教育は尋常小学校の6年間で，1917（大正6）年には就学率は98.7％に達していたものの，約40％がその後2年の高等小学校までで学校生活を終え職に就く状況だった．中学校進学は4％，高等女学校進学は3％程度だ．つまり小学校時代に検査するというのは，幼年期に色覚異常を知らせるという意味合いではなく，「小学校在学中に検査を課すことで，全国民悉皆調査を実施しよう」という作戦だ．尋常小学校で行わないと職業選択に間に合わないという面もあった．また，伊賀が危惧する「色覚異常を隠蔽しようとする者」は小学校では現れないだろうという思いがあったのかもしれない．いろんな角度から考えても検査する側にとっては非常に効果的なシステムに違いなかった．しかもそれが西洋で作成された検査表でも不十分だった色神減弱者も抜き出せる石原式検査表だったのだ．

「若し是が正確に行われたら」

　1920（大正9）年10月，愛知県立医専講師，県立病院眼科部長となった小口忠太の「講演」内容が新聞に掲載された[96]．「交通機関の災害と色盲」と題するその講演は，色盲検査の必要性を広く市民に呼びかけるもので，「鉄道災害ト弁色不全者トノ関係」の「証例」がここでも示された（一部異なっている）．

---

[96] 新愛知 1920.10.28．データ作成：2002.7 神戸大学附属図書館，神戸大学経済経営研究所 新聞記事文庫・新愛知新聞 1920.10.28，01交通（第2巻・111），神戸大学経済経営研究所 新聞記事文庫 交通（02-111），一部異なる部分は原文参照．

其の他衝突する前に，他の健全者の為め支えられた例が多数ある．我邦では色盲に関する知識が以前甚だ遅れて居て僅々海軍が注意したのみであったが今から十年許り前に，丁度目下当師団に在る橋本軍医部長が陸軍省に居らるる頃矢釜しくなり，同氏等の尽力で私が試作した色盲検査表を全国の連隊区司令部に送付して，徴兵検査に使って見た処が，意外に多いのを発見した頃から世人が注意する様になったのである．又私は当時の鉄道院総裁後藤男爵に進言したこともあるが，現今では鉄道当局でも精密な検査が行われ居ることを信ずる．然れども往々被検者が検査に漏るることがあり易い（此の漏らさぬと云うことが実際は困難である）．又検査法が悪いと発見し得ないことがある．私は一昨年頃満鉄の或る駅の転轍手が色盲であったのを発見したことがある．故に法律で交通機関一般に通じた厳重な規則を定める必要があると思う．又災害のあった時殊に信号に関して起った災害の時は，必ず関係者の色覚検査を行って災害原因調査の資料とすべきである．若し是が正確に行われたら，私は此の関係を発覚する場合が必ずしも無きに非ずと信ずる．T（原文は全文掲載）

学校色盲検査が規定された年に，小口は自身3作目となる検査表「小口氏最新色盲検査表」を発表している．この講演は，その検査表活用と色盲を抜き出す必要性を述べたものだった．

さらに，その3年後の1923（大正12）年，小口は「校醫としての視力及色神検査法」を日本学校衛生に掲載した[97]．それは，視力について約10ページ，色神について約7ページに上るもので，学校医への指導とも読み取れる．

色盲検査は小学校にて卒業迄に一回必ず行うべき規定なり．此の先天性色神異常を成るべく早く発見するは職業選択上必要なり，故に已に色神異常を発見せば視力異常と同様に徹底せる方法を以て之を父兄に知らさしむるを要す．職業としては鉄道，船舶に従事する者，医師，薬剤師，化学家，染色業，軍人画家等には皆不適当なり．其の他工業家，学者としても理科方面には適当せず．只さへ吾人の五官は不十分に作られ時々判断を誤りて間達ひを起し易きに，已に不完全と定りたる五官にて観察せる結論，成績は信を置き難く，本人も亦常に自家の観察に就て疑惑を存し不愉快を免れず，故に文科方面，政治，

---

97 小口忠太，日本学校衛生 11(1)，大日本学校衛生協会，2-18，1923-01. 章末に（中央眼科医報21巻5号）と記載があり，前年の1929年5月に同書に掲載されたものの再掲と思われる．

法律，経済等に赴くべきなり．尤も色盲者にして前記の不適職業に従事するもの尠きに非ず．又缺陥を現はさずして済む者もあれども，本人としては代償的に他の官能を強く働かさゞるべからず．人は数倍する困難を為し，而して偶々缺陥を露出して自己及び他人に損害を与ふ．日本にては未だ鉄道故障の原因として色盲者が発見されたることを聞かざれども西洋には沢山あり．已に5年前ドレスデンにありし汽車衝突も色盲に由ること明らかになれり．只日本にては事変後色盲の検査を叮嚀に行はず，或は全く為さゞる故ならん．如何となれば日本に於ける色盲者が独逸よりも少なきに非ず，又其の検査が決して独逸よりも進み居るとは信じ得ざればなり．

「色盲者がドイツより少ないはずはない」「けっしてドイツより検査が進んでいるとは考えられない」という言説からは，1910（明治43）年に小口自らが発した「男性の5％，少なくとも3％」1916（大正5）年に石原が記した「壮丁の4.5％」という頻度にたどり着いても，まだその数値に満足していなかったようにも受け取れる．あるいは，西洋との「色盲発見競争」で後れを取っていると感じていたのかもしれない．「色盲の検査を叮嚀に行はず，或は全く為さゞる」ために「日本にては未だ鉄道故障の原因として色盲者が発見されたることを聞か」ないのも問題だととらえていたのかもしれない．

「缺陥を現はさずして済む者」が検査で色盲と判定されれば，検査の判定の方が優先された．それがシステムとしてできあがった．ごく軽微な色神減弱者でも厳しく抜き出すことが必要とされ，その判定こそが職業の適否判定そのものになった．

当時は，誰もが，職業選択の自由という概念も，マイノリティに対する平等概念も，カラーユニバーサルデザインという考え方も持ち得ていなかった．21世紀の色覚多様性という考え方には到底及ぶこともなかったことは言うまでもない．あるいは，前述の印刷雑誌に書かれていたような少数色覚者の「優れている点 (p.25参照)」などは眼科医には聞こえてこなかったのかもしれない．

石原式検査表に，少数色覚者だけが読める表が組み込まれても，それが色覚マイノリティが持つ長所だと理解されることはなかった．多数色覚を基準とした配色では少数色覚が判別しづらい色があるのは当然だろうなどという考え方に及ぶはずもなく，「不便な」または「劣った」色覚という理解から脱することもなかった．判別しやすさは単に色盲を見つけ出す方策のためだけに使われた．色盲は，社会利益とは逆の立場にいる人で，「不適当」な職業から排除する対象者に過ぎないと考えられるようになっていった．いや，学校色盲検査は，その考え方の普及に寄与する役目を果たしていくことを担っていったのだ．

小口が精力的に発出していた意見は，やがて，色盲に対する「私たちの国の常識」となっ

ていった．あるいは，当時の少数色覚に対する一般的な考え方を小口が述べたに過ぎなかったと言うべきかもしれない．いずれにしても，世界に類を見ない学校色盲検査の制度化は，色盲の排除を進める有効な手立てとして，満を持して日本で始められたのだ．

学校色盲検査考

　学校色覚検査は，検査を受けることを義務付けられた児童生徒や家族，とくに少数色覚者にとっては，けっして自分たちから必要性を感じ，実施を求めた検査ではなかった．尋常小学校時代に，色盲に対する知識もなく，降ってわいたように「不適当」とされる職業を示されても，真剣に考えることなど，筆者には想像できない．望んで「異常」の結果を告げられたい小学生児童などいるはずもない．

　1920（大正9）年の総務省統計局のデータによると，全年齢の有業者の中で，第一次産業に就いている者の割合は53.8％だ．こうした当時の状況を鑑みると，色盲検査による職業制限を知らされる必要性を感じる児童やその家族はけっして多くはなかったはずだ．現代に比べ職業を選択する自由度も少なかった時代だ．単に「○○にはなれない」ということを知らされる，あるいは自覚を迫られるだけの検査だっただろう．

　また，検査を請け負う教員等も「徹底せる方法を以て之を父兄に知らさしむる」ことに必要性を感じることなどなかった．「紅緑色盲」[98]と通知表に記入する以外に教員ができることはなかったはずだ．診断名について説明する場は設定されなかったし，それ以上に説明できる「色覚異常」に対する知識も教員は持ち得ていなかったからだ．

　学校色盲検査制度開始から10年過ぎた1930（昭和5）年，小口の「色盲者ノ職業選択」が日本学校衛生に掲載された[99]．短い字数に，なお続く彼の強い憂いが綴られていた．

先天性色盲者および色弱者が，どんな職業を選択するべきかは，本人の幸福と社会の利益のためにははなはだ必要な問題だ．今日それは忘れ去られた感じがする

・・・（中略）・・・

わたしたち眼科医は，各方面の教育者と連携して，どんな職業が色盲に適さないかを今まで以上に十分研究すべきである．U

---

[98] 学校用色盲検査表に記載された色覚異常を示す用語は，「紅緑色盲」と「紅緑色弱」だった．
[99] 小口忠太，1930，「色盲者ノ職業選択」，『日本学校衛生』18（3）：206

不適当な職業に就かないことが「社会ノ利益」とともに「本人ノ幸福」にもつながるという．眼科医は教育関係者と連携して，不適当な職業を研究すべきとも述べている．

　どうすれば，不適当な職業にならずにすむかという視点も，ウィルソンの「信号改造論」や，「『色盲者排除論』と『信号改造論』のあいだの揺動」も見られない．そうした考え方や視点を，当時の私たちの国にいた人々は誰も持ち得ていなかったのだろうか．

　石原は，1932（昭和7）年発刊した「石原式新色盲検査表」（15表）の巻頭で，その発刊意図を次のように述べている．

> 日本色盲検査表と学校用色盲検査表とは出版後すでに十余年を経過し，被検者の中には反復検査を受ける間に表の文字を記憶している者もあるやうになった．夫れが為め新らしい検査表を希望せられる方が近頃多数に見受けられる．それで今般新色盲検査表を出版することにした．

　一方，小口は1934（昭和9）年に「最新色盲検査表」（18表とカード3枚から成る）【図9】を発刊し，その巻頭で次のように述べている．

> 今回発刊したのは，明治44年に陸軍衛生材料廠で出版させた余の仮性同色表第1版及第2版と，同年半田屋で発行させた余の「カルタ」型色神検査表とを折衷して，良き表のみを精選したものである．仮性同色表はスチルリングの方式に準拠して創作した本邦初の色盲検査表で，殊に迷行表（今回は15-18）の如きは西洋に全くなかったものである．「カルタ」型の外観はナーゲルのに似ているが，使用法は全く違っている．

　現在，ネット検索をすると，石原式検査表の古書は，世界各地に数多く見つかる．一方，日本に限ったとしても小口が作成した検査表を見ることは，まったくというほどない．1937（昭和12）年に「簡易ひらがな色盲検査表」も発刊しているというが，筆者は未だそれを目にすることができていない．

　また，「色盲者ノ職業選択」以後，小口が発した色盲に関する言説も見出せていない．

　1945（昭和20）年7月，名古屋地方が激しい空襲に見舞われる中，疎開先の奥三河で小口忠太は没した．享年70歳だった．

【図9】小口忠太著　最新色盲検査表

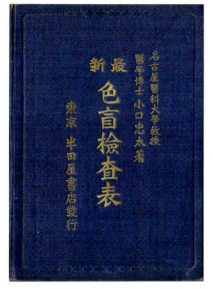

表紙

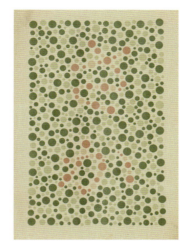

第5表（表約165mm×105mm）

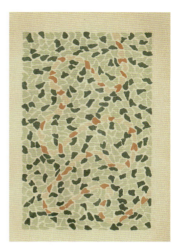

第15表（迷行表・同サイズ）

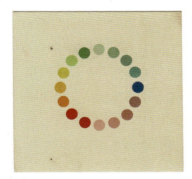
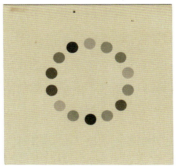
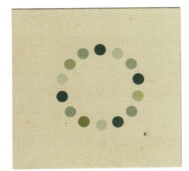

「カルタ」左より番号1・2・3と裏面に記載（約72mm×72mm）

【本書記載の解説】「カルタ」表の「1」と「2」の二枚を並べ，検者は「コヨリ」で「1」の濃赤を指して被検者に「2」の灰輪の中から是れと同じ色の斑を「コヨリ」で出させる．「2」は皆灰色で濃淡五種から成って居る．健康者及色弱者なれば無いと言ふが，赤緑色盲者は割合に濃い灰を指す．又濃緑を示して同様のことをする．夫れで無いと答へたら，上端と下端にある淡緑と淡紅を指して之を「2」に比較させると，灰輪の中で最も淡い者を指して同色だと答へる．つまりかかる色が濃淡種々の灰色に見へるのである．尚ほ小豆色や帯青緑を出しても，灰色の中に同色があると言ふ者がある．但し黄と藍とは全く無いと答へる．

　次に「1」と「3」を並べ，「3」の中から最も濃い暗黄を指して「1」の色輪中から是れと同色の斑を出させる．赤緑色盲者は濃赤又は濃緑を出すことがある．つまり濃赤又は濃緑が暗黄に見へるのである．之に由て両型の区別が出来，乃ち赤が暗黄に見へるのは第二型で，緑が暗黄に見へるのは第一型である．其の他尚ほ淡い暗黄を指すと色輪中の尚ほ淡いものを出す．

　此の種の検査に由て色盲と色弱との区別が出来（色弱なれば灰色中に同色の者はない），又色盲者の色感が如何なるものかが誰にも判ると思ふ．

終章　2024年〜　100年後に考える

伝説の構築　その1

　ナーゲルが示した事故一覧を，筆者が，現在残る記録と参照していったことは前述の通りだが，その中で新たに次のような事例をいくつも目にした．『1875年8月イギリスのKildwickで旅客列車が信号をオーバーランし回遊列車に追突．7名が死亡，39人が負傷 (Hall 1990: 50-51)』などだ．アールジー（Arlesey）の事故 (p.15·45参照) と類似している．この「オーバーラン」と「追突」の原因が少数色覚によると見なされるならば，該当する事故の数は少なくないと感じた．ナーゲルの一覧でも，後で検査をしたら色覚異常だったという説明がある (p.48~49参照)．この検査結果が証拠として，少数色覚による事故と判断されているとすると，小口の言う「実際は多数あるだろう」(p.46参照) となるのではないか．抜き出すことができていない色神減弱者による事故だと当時判断された可能性も大きい．

　小口が言うように，厳密な検査をすれば色覚異常と事故との関係は明らかになるかもしれない．しかし，同時に多数色覚者の信号誤認が十分に少ないという証明も必要だ．少なくとも多数色覚者と少数色覚者それぞれがどのように事故原因となっているかを数値化して比較証明しなければならないはずで，事故の後で検査して色盲であることを明らかにしても，それだけで因果関係が明らかになるわけではなく，主な事故原因だと断定することは間違っている．

　そう考えると，事故と少数色覚の関係を立証することは，関連していてもしていなくても非常に難しい．「こんな事例が1件ありました」では，少数色覚に対するステレオタイプを述べているに過ぎないのだ．しかし，少数色覚者を排除する根拠として「その1件の一例」を利用してきたように思われる．

伝説の構築　その2

　冒頭に示した太田の文章を再度読んでほしい．

　少数色覚者への「制限が必要という考え」のもとになったのは，氏が述べる「海員や鉄道員」からではなかった．

　そこには「危険な事例が海員や鉄道員の間でよく知られるようになり，其の運行には制限が必要という考えが広まった」と述べられていた．この表現では，あたかも「制限が必要という考え」が「海員や鉄道員の間」で自発的に「広まった」かのようにも受け止められ得る．しかし，少なくとも日本では，検査を進めるべきと考えていた眼科医からの言説ばかりだっ

-68-

た．また，その言説を鉄道管理者や陸海軍部，さらに教育行政などが具現化していった．そこには，色覚多様性の理解がほとんどなかった時代に，少数色覚者を"色盲＝「社会の汚染源」"ととらえてしまった社会も根底にあっただろうし，優生思想など当時の思想や人権意識等も影響していただろう．しかし，そうした色盲に対する古いとらえ方は，現在もわたしたちの社会にも根強く残されてはいないか．

少数色覚者は「危険」であり「制限が必要」だから色盲検査をすべきという根拠として，ラーゲルンダの事故は，日本でも何度も説明されてきた．また少数色覚に起因する事故が「頻繁に起こった」と記述する文献も数多くあったが，その事実や事例の詳細を記述する文献は見つからなかった．現在にもつながる色盲検査の必要性を納得させられるだけの「事故の証例」は見当たらないのだ．

筆者が発見・確認できたことと言えば，「事故の証例」は，実際に事実確認されることなく，次々に伝言ゲームのように伝えられ，拡散している事実だった．さらに，その伝言ゲームの中で，齟齬がいくつも生じ，「伝説」がつくり上げられていった事実だった．

小口が「証例」を発表した1912（大正元）年，石原も講話「色盲の話」[49]の中で事故が「度々あつた」と述べている．掲げられたのはナーゲルの船舶4）の事故だ．

> 近頃でも独逸で「プリズム」と云ふ汽船と「ハンザ」と云ふ汽船とが衝突して107人溺死したのを，後になつて調べて見たら，「プリズム」の船長が色盲であつた相で，之は今から5年前のことであります．こんな事が度々あつたので，色盲の危険な事は海員や鉄道員の間に知られて居りました．

発刊から5年前の1907年は，「プリズム」の船長が色盲と診断された年で事故発生年ではない（p.48, Ⅱ,4）参照）．石原の記述にある「之」がいずれの年を指しているのか曖昧な表現なのだが，太田は事故発生年として紹介している（p.8参照）．

こうした間違いは石原にもある．小口が示した「1875年，ヴイルギユア Norfolk 港にて・・・」（p.45参照）について，筆者はこの「ヴイルギユア」を探しあぐねていたが，ナーゲルの原文を見てようやくアメリカの「バージニア」だとわかった（p.48, Ⅱ,1）参照）．

それが，「学校用色盲（のちに色覚異常）検査表」にある「色盲と職業」の中では，

> ・・・その頃，たびたび同様の事件が起ったのである．今その二, 三をあげると，同じく明治8年に，英国ノーフォルクの近海で，汽船が衝突した．これは一方の船長が色覚異常で，

緑燈を赤燈と見誤って舵をとったからである．明治10年2月にスペインの砲艦「マリネロ」
が帆船に衝突して，これを沈没させたのは，帆船の船長が色覚異常で，砲艦の船燈を白
色の港火と間違えたからである．また明治12年には，ギボラの港で帆船「テレサ」が沈
没した．これは船長が海岸の赤い港火を建物の白い火と間違えたからである．

学校用色覚異常検査表（1980年版）※p.55の学校用色盲検査表初版と同内容　下線は引用者

という記載になっている．(p.59【図8】参照)

　石原は，バージニア州にあるNorfolk港を同じNorfolkという名のイギリスのカウン
ティ[100]と誤認し，「Norfolk州の近海」として説明している．学校用色盲検査表発刊以来
1980年代まで掲載され続けたこの記載の誤りを指摘する人や訂正する人は，だれもいなか
った．

　また，アールジーの事故の発生年を小口もまちがえているのは前述の通り(p.50参照)だ．
原典を確認したりすることなく，先人の言説をそのまま語り継いでいる中で起きている齟齬
はこのようなものだ．

　筆者は，これら記載された少数色覚が原因とされる事故記録の詳細を方々探したが，ほと
んどは無駄な努力に終わった．石原が検査表記載した上記「マリネロ」はスペイン語で「船
乗り」という意味だが，「船乗りという名前の軍艦」の記録がみつからない．同様に「ギボラ」
という港も町も筆者は探し当てていない．「ヴイルギユア」のように筆者のまったく想像が
つかない地名表記なのかもしれない．また，ナーゲルの一覧に同じ年代の事故であるにもか
かわらず「マリネロ」と「テレサ」はなぜ載せられていないのか，疑問はまだまだ残された
ままだ．

---

[100] カウンティ（county），英語圏における地方行政構造の一階層．またその階層に属する個々の行政区画ないし行政区
　　分．州，県，郡などとも訳される．

−70−

原文参照　　凡例　合略仮名は現仮名で表記．必要に応じて筆者が現代語によるルビを付している．

┌─ **A　p.10 ボードイン講義録「眼科新論」1871頃筆記** ──────────

諸色ノ光線集リ眼中ニ来レハ白ヲ為シ二色ノ光線眼中ニ入レハ間色ヲ顕ハス且ツ人間ハ数十種ノ同
色ヲ克ク弁スルコトヲ得ルナリ比令ハ赤ト橙黄トノ間尚オ数十種ヲ分ツ可シ是レ其ノ術ヲ知ル人殊
ニ染物「アツフリーキ」ノ徒ハ克ク之ヲ弁ス或ル人固ヨリ一色ヲ弁スル克ハサルモノアリ赤色ヲ知
ラサルアリ緑色ヲ感セサルアリ或ハ却テ他色ト誤視スルアリ即チ赤ヲ緑トシ緑ヲ赤ト云フノ類是ナ
リ或ハ諸種ノ色ヲ弁スルコト克ハスシテ混同スルモノアリ〇

　　　　　　　　　　　長崎大学付属図書館　電子化コレクション　眼科新論／（蘭）抱独英口授　　059

┌─ **B　p.12 医事雑報第1号「色盲」1876** ──────────

色盲トハ物像ヲ観テ物色ヲ弁スルコト能ハサル者ヲ謂フナリ但シ各種ノ物色ヲ盡ク弁スルコト能ハ
サル者ハ殆ント稀レニシテ唯赤色ノミヲ弁シ難キ者多シ故ニ之ヲ赤色盲ト名ク之ニ罹レル人ハ三
稜玻瑠ヲ以テ日光ヲ分解スルトキ其ノ七色中ノ赤色ヲ弁スルコト能ハス但シ此ノ如キ人ト雖ドモ赤
色ニ少シク黄色ヲ混スル者ハ略ホ之ヲ弁スルヲ得ヘシ荷蘭人某生赤色盲ニ罹レル者アリ頃日余カ寓
居ニ来リ庭間ニ満開セル躑躅花ヲ観シニ少シモ其色ヲ弁スルコト能ハス然ルニ赤色インキハ常人ノ
如ク明視スルコト能ハサルモ畧ホ之ヲ弁スト云フ盖シ赤色インキハ純粋ノ赤色ニ非スシテ少シク黄
色ヲ混スルニ由ル者ナルヘシ此赤色盲ノ原理ハ未タ覈知スヘカラスト雖ドモ姑ク目今ノ学説ニ従ヘ
ハ左件ノ如シ即チ視神経ノ繊維ハ其末端各三枝ニ分レ一枝ハ赤色ヲ弁シ一枝ハ緑色ヲ弁シ一枝ハ緑
色ヲ弁シ一枝ハ紫色ヲ弁スルノ用ヲ為ス者ニシテ此三枝ニ仝等ノ刺戟ヲ受クルトキハ白色ヲ見一枝
ノ刺戟他枝ヨリモ減シ或ハ増スニ由テ種々ノ色ヲ見ルナリ然ルニ赤色盲ニ在テハ恐クハ其神経繊維
ノ赤色枝全ク消亡シ唯緑色枝及ヒ紫色枝ノミニ由テ物色ヲ弁スル者ナラント云フ
治療医ハ色盲ヲ検査スルノ法ヲ知ラサルヘカラス此検査法ハ鉄道ニ関係アル者ニ於テ最モ緊要トス
何トナレハ鉄道ニ於テハ白緑赤ノ三色ヲ以テ道路ノ安危ヲ報シ機関司ヲシテ其車ヲ進退セシムルカ
故ニ若シ其色ヲ見誤ルトキハ大危険ニ陥ルノ恐レアレハナリ此三色ヲ示スニハ昼間ハ旗ヲ以テシ夜
間ハ燈ヲ以テス而シテ其白色ハ前路ニ障礙ナキヲ示シ緑色ハ「ステーション」前ニ於テ車ヲ止ムヘ
キヲ示シ赤色ハ前路ニ大障礙アリテ危険ナルヲ以テ直チニ車ヲ停止スヘキヲ示ス者ナリ蓋シ鉄道ニ
於テハ此ノ如ク三色ノミヲ用フト雖トモ色盲ノ検査法ヲ行フトキニハ諸色ノ色ヲ交換シテ其人ニ示
シ精密ニ鑑定セサルヘカラス何トナレハ唯三色ノミヲ以テ試験スルトキハ其人赤色ヲ見得サルモ巧
ニ偶中スルコトアレハナリ故ニ此試験ヲ行フニハ直径六寸六歩許リ四角板数個ヲ作リ各板ニ各種ノ
色ヲ着ケテ之ヲ百メートルノ距離ニ置キ其人ヲシテ之ヲ弁別セシムヘシ蓋シ汽車ハ之ヲ停止スルモ
惰力ヲ以テ尚前進シ之カ為ニ不虞ノ大害ヲ来スコトアルカ故ニ其機関ヲ司ル者ハ此ノ如キ大距離ニ
於テ各色ヲ明視スルニ非レハ用フルコト能ハサルナリ且ツ此試験ハ昼夜及ヒ晴天ト曇天トニ於テ施
ササルヘカラス近時西洋諸邦ニ於テハ例歳此試験ヲ施スニ至レリ是レ最モ良法トス何トナレハ鉄道

—71—

ノ機関司及ヒ焚夫ノ如キハ火熱及ヒ烟塵ニ由テ大ニ眼ヲ害シ易キ故ナリ総テ色盲ニ罹レル人ハ多クハ自ラ之ヲ覚ヘサル者トス曽テ一縫匠アリ色盲ニ罹ルト雖トモ自ラ之ヲ覚ヘス赤色ノ衣片ヲ以テ黒衣ヲ縫綴シ少シモ其誤ヲ弁セサリシコトアリト云フ

C　p.19 医科袖宝 1881

生理上ニ於テ赤色、緑色及紫色ノ三種ヲ以テ原色ト為ニ由リ色神欠損セル者（赤色緑色等ヲ弁明シ得ズシテ他色ト誤認スルノ類）ニ於テモ亦赤色盲、緑色盲、紫色盲ノ三種ニ区別ス而シテ此三色盲ハ各其一色ノミヲ感覚シ得サル者ヲ指シ若シ全色即チ赤、緑、紫ノ三色悉ク弁識セサル者ハ之ヲ全色盲ト名ク

D　p.21 眼科簡明 1892

「ホルムグレン」氏法ニシテ諸色ノ毛糸ヲ以テ検スルニ在リ即チ濃淡諸色ノ毛糸ヲ大約六七十束許一黒色器中ニ集積シテ之ヲ充分ナル明所ニ置キ而シテ后第一検査トシテ其傍ラニ尚ホ黒色地上ニ緑色毛糸（「スペクトルム」緑色ニ最モ彷彿タル者）ヲ置キ是ニ於テ患者ヲシテ器中ヨリ之レト同色ノ毛糸ヲ撰出セシム且ツ同時ニ浅色ナル者ト深色ナル者採取セシム此際決シテ患者ニ毛糸ノ色ヲ口言スルベカラズ患者色盲ナルトキハ反テ灰白色、帯黄灰白色、灰白褐色ナル毛糸ヲ撰出ス其赤色毛糸ヲ採出ス其赤色毛糸ヲ採出スル者ハ赤色盲ノ徴ナリ是ニ於テ第二検査トシテ緑色毛糸ニ代ユルニ赤紫二色ノ合色ナル鮮紅色毛糸ヲ以テス若シ患者紅色ノ外只ニ紫色或青色毛糸ヲ取出スルトキハ即チ赤色盲ニシテ紅色ノ他只ニ緑色及青色毛糸ノミヲ採集スル者ハ緑色盲ナリ而シテ紫色盲者ハ只ニ赤色及橙色毛糸ヲ摘出ス次テ第三検査トシテ更ニ猩紅色毛糸ヲ以テ前者ニ代ユ赤色盲者ハ暗褐色或暗緑色毛糸ヲ撰出シ緑色盲者ハ光褐色或帯黄緑色毛糸ヲ採出ス検スルニ青色毛糸ヲ以テシテ而シテ黄色或橙色毛糸ヲ採択スルトキハ即チ黄色盲ト見做スヘシ」純全タル色盲ニ在テハ同鮮明ナル諸色悉皆誤認セラルヽ者ナリ

E　p.23 哲学会雑誌「色盲の新説」1888

人往々第八音以上の高調なる二音より成れる音楽を聴かしむるも二音の中孰れか高調なるやを能く判せざる者あり。さりとて其人二音は共に充分に聴き取れり故に決して聾者とは称すへからず是れ其缺點耳にあらずして全く脳中にある者なり是れと同しく今某色を観ると能はさる者も其瑕瑾は視官器即ち眼中にあるにあらず視神経を通して脳に伝達したる印象を弁識する力を失ひたる者なり。されば此問題は。もはや。生理学者の知る所にあらず心理学者に任すへき者なりと

┌─ F　p.24 雑誌少年園「色盲」1891 ─────────────────────

世には物の形を見るも其色を視別（みわく）ること能はず赤の色を示せば緑と混じ、桃色を浅黄と同視る等の
者あり、之を色盲といふなり。色盲を撿するは随分面白きことにて、種々の色の毛糸を並べ、桃色
或は緑色を前に置き、之に似たる色を撰り出せよ命ずれば、色盲の人は、異なりたる色を出すなり。
凡そ人として種々の色を視別（みわ）け得ると得ざるとは。其職業にとりて少なからざる関係を有するもの
にして、例えば色盲の人は鉄道事業、海陸軍等種々色を以て信号とする事業には従事すること能は
ざるべし。若し従事すれば停むべき列車を停めず、発すべき兵を発せず、大に事を誤ることあるべ
きなり、又医学動植物学等にも従事することを得ず、種々の色彩を記載すること能はざるのみなら
ず、異なる物を以て同じと認むることあればなり。色盲の人は、其数割合に多きものにして、自身
にてはこれを知らずして奨学年齢中学年齢をも過ぎて後、人より発見せられて始めて驚くことあり。
若し専門の学科を撰（えら）みたる後、自身の色盲たることを知らば、其悔は少小ならざるべし。

┌─ G　p.25 印刷雑誌「色盲」1894 ─────────────────────

色盲ハ版面腐蝕、鋼版彫刻或ハ木版彫刻ニ於テ最上ノ職工トナレルコトアルハ頗ル奇異ナルニ似タ
レトモ実際此ノ如キ者アリ色盲ニシテ斯ル職人トナレル者ハ其職業ニ於テ色調ノ認識ト称スル鑑定（カンテイ）
力ヲ有セリ是レ即チ自然ノ賠償（ツグノヒ）法ナリ・・・　　　※ルビ原文のママ

┌─ H　p.26 眼科衛生学 1894 ─────────────────────

色盲ハ、治療法ナク又予防法ナキ疾患ナレトモ、眼科衛生学上甚タ必要ノ症ニシテ、大ニシテハ一
人ノ為メニ幾多貴重ノ人命ヲ誤ルヲ致シ小ニシテハ個人ノ業務ヲ妨グ、其ノ一例ヲ挙クレハ、西暦
千八百七十五年十一月十五日、瑞旬国ラーゲルンダノ鉄道駅丁（えきてい）色盲ナリシ為メ信号ヲ誤リ、為メニ
汽車ノ衝突ヲ来タシ、多数ノ乗客殺傷セシコトアリ。色盲ニ由テ斯ル変事ヲ生セシニ懲（かか）リ、欧州ハ
一般駅丁及ヒ水夫ノ如キハ皆色盲ノ検査ヲ為シテ、之ヲ採用スルコトヽハナレリ。然シテ色盲ハ、
啻（たた）ニ此等ノ業務ニノミ障害アルニ止ラズ、軍隊、画工、染工及ヒ其他ノ着色物ヲ扱フ、職業ヨリ、
一個人日常ノ用弁ニ至ル迄、甚タ支障アルモノナリ。・・・（中略）・・・　コーン氏ハ西暦千八百七
十年、ブラスラウニ於テ二千四百二十九人ノ男学生中四％アルヲ発見シ千六十一人ノ女学生中
ニハ、一人モ之ヲ発見セサリシヲ報告セリ。凡ソ色盲ハ、全色盲不全色盲ノ二ニ大別セラル。コー
ン氏ハ其検セシ百人ノ色盲中、八十人ハ赤緑色盲、五人ハ青黄色盲、十二人ハ全色盲、三人ハ軽微
ノ色盲ヲ過大ニ訴フルモノナリキト日ヘリ。

┌ Ｉ　p.28　小眼科学（保利眞直）1899 ─────────────

色神検査ニハホルムグレン氏検査用毛糸（英文略、以下同じ）スチルリング氏仮性色彩表ヲ用ユ、
ダーエ氏色彩表モ亦可ナリ、其他鉄道吏員等ニハ信号色（有色硝子ノ後ニ光ヲ置ク者）ヲモ検査ス
ベシ、其色ヲ選出併置センニハ毛糸束ヲ以テスルヲ最良トス

┌ Ｊ　p.30　ダーエ氏色盲検査表　色盲検定法 1900 ─────────

検査方法左ノ如シ

甲　日光ノ射入適当ナル所ニ於テ本表ヲ被検者ノ眼前ニ示シ予メ告クルニ十條ノ横列中ニ三列ハ濃
淡ノ差異アル同種ノ色彩ニシテ他ハ異種ノ色彩混淆併列シ有ル事ヲ知ラシム可シ

乙　前項告示ノ後第一列ヲ指示シ該列中ニ同種ノ色彩アルヤ否ヤヲ問ヒ被検者ノ答ヲ待チ第二列ニ
移リ前問ヲ反覆シ答弁ヲ得次テ第三列第四列ト順次質問シ終列ニ至リテ止ム此ノ際誤診ヲ避ケン為
メ毎回反覆質問スルヲ要ス

前上ノ方法ヲ以テ検査シ其ノ調査成績ニ拠リテ色神ノ健否及色盲ノ種類ヲ鑑別判定スル事左ノ如シ

一　被検者同種ノ色彩ヲ有スル列（第八第十）ヲ同種ノ色彩ニシテ只濃淡ノ差異アルモノト認識シ
爾余ノ各列ハ異種ノ色彩ニシテ同種ナラズトナシ排斥スルモノハ其ノ色神可良ナリ

二　被検者同種ノ色彩ヨリ成ル第八第十ノ二列ヲ同種色ト確実ニ認識セズ且ツ爾余ノ各列ニ於テモ
異種ノ色彩混在スル事ヲ判然認識シ得ザル者ハ其ノ色神常態ナラズ斯ノ如キ場合ニ在テハ検査ヲ反
覆シ尚好成績ヲ得ザル時ハ再三之ヲ行フ然ル時ハ一定ノ成績ヲ得其ノ検定ヲ遂クルヲ得ベシ

三　被検者異種ノ色彩ヲ混交編成セル列ヲ認メテ同種ノ色彩ヲ順次排列スル者トナストキハ色盲者
ナリ

凡テ色神常態ナラザル者ヲ検定スルトキハ誤診ヲ避ケ且ツ確実ヲ期センカ為メ毎回再調査ヲ行フ可
シ

┌ Ｋ　p.31　中外医事新報　東京帝国大学視力調査 1900 ─────────

眼病ハ其数寡カラズト雖ドモ興味アル者極メテ罕ナリ独リ色盲ニ至リテハ予等ノ浅学寡聞ナル未タ
本邦ニ於ケル報告ヲ耳ニセザリシガ今ヤ一千六百九人ノ学生ヲ検査シ偶然十四人ノ色盲者ヲ発見シ
被検総数ノ〇・八七％ヲ得タルハ聊カ以テ本邦眼科学上ニ於ケル色盲％数ヲ示スノ材料トナスニ
足ラント信ズ

┌─ L　p.31　ダーエ氏色盲検査表　緒言　1900 ─────────────────

本国ニ於テ従来色神検査ニ使用セラレタルモノハホルムグレン氏ノ毛糸検定法ナリ。余等モ又タ色
神検査ニ当リホルムグレン氏ノ毛糸検定法ヲ応用セシモダーエ氏表ノ簡明ニシテ確実ナルニ若カザ
ルヲ実験セリ。殊ニ本邦坊間ニ販売スルホルムグレン氏ノ毛糸束ハ色彩ノ種類ヲ蒐集スルコト
二三十種ニ過ギザルヲ以テ色盲検査上検定ノ不確実ナルノミナラズ軽度ノ色盲ニ在テハ看過スルノ
弊アリ

┌─ M　p.35　色盲ニ就テ（芸備医学会十年総会　戸祭演説）1905 ─────────

色盲ノ職業ニ関スル危害
海員及鉄道員ノ如キ信号旗、色燈ニ対シ弁色力（べんしょく）ヲ要スルモノ並ニ是カ（が）身体検査ヲ施行スベキ医師、
染織工、型付職工、呉服商色織物ノ機械工、画工、絵具職、其他着色物ヲ取扱フ職工、商人等ハ総
テ弁色力ノ完全ナルヲ要ス就中（なかんずく）船員汽車機関手等ハ、本人ノ危害ノミナラズ公衆ノ人命及ヒ財産ノ
危害ニ大ナル関係アリ海軍、商船、汽車等ニ於テモ種々ナル色旗又ハ色「ランプ」等ヲ用ヒテ互ニ
通信信号ヲ為シ又船舶ハ夜間左舷ニ赤燈、右舷ニ緑燈ヲ附ケ汽車ノ後方ニハ赤燈ヲ附ケ次テ互ヒノ
衝突ヲ予防ス又海軍ニ於テハ発光信号燈又ハ電燈ヲ用ヒ赤白両燈ヲ明滅シテ夜ノ通信信号ヲ為ス故
ニ一度赤色又ハ緑色ヲ視誤ルトキハ汽車汽船ノ損害ハ勿論又之ニ搭乗シ居ル公衆ノ生命並ニ財物ニ
対シ恐ルベキ惨害ヲ将来スルコトアリ故ニ汽船汽車等ノ運転ヲ司（つかさ）トルヘキ当事者ノ身体検査ヲ行フ
医師タルモノハ充分正確ニ弁（べ）色力ノ完全ナルヤ否ヤヲ検定シ得ベキ能力ヲ具備セザルベカラス而シ
テ其検査医タル者ノ弁赤力（ママ）ガ完全ナルベキハ論ヲ待タス然ラザレバ色盲ヲ発見スルニ困難ナレバナ
リ又色盲ヲ発見スルニ必要ナル検査方法ニ通暁（つうぎょう）セサル可ラス欧米ノ文明国ニ於テハ海員鉄道等ニ対
シテハ頗（すこぶ）ル厳重ナル視力及色盲検査ノ規定アリ欧州ニ於テハ色盲車掌ノ為メ汽車ノ衝突ヲ起シタル
例ニ乏シカラズ

┌─ N　p.38　色盲ニ就テ　黒澤，山崎，大月　1900 ─────────────

色神検査ニ際シ色盲者ハ多ク盲ト称セラ丶ルヲ厭ヒ故ラニ色神障碍ナキ者ノ如ク装ハントスル者ノ
如シ故ニ予等ハ色盲者ニ対シテハ偽病（いつわりやみ）ヲ鑑定スル如ク可及的慎重ニ検査セリ而シテ故サラニ色神障
碍ナキガ如ク装フモ色彩ノ比較ニ当リテ躊躇逡巡（ちゅうちょしゅんじゅん）シ決シテ色神健全ナル者ガ一瀉千里ノ勢ヲ以テ色
彩ヲ選択スルニ比スベカラズ一例ヲ挙クルニ或一人ノ患者ハダーエ氏表ニ就テ一定色ヲ模範トシ之
ニ類似ノ色ヲ撰ブベシト命セシニ其類似色多数アルニモ拘ラズ彼ハ類色ナシト答ヘタリ依テ検者ハ
被検者ニ向テ然ラバ汝ハ全色盲ナリト云ヒシニ彼ハ躊躇シ熟思良々久フシテ曰ク類色アリ曰ク是曰
ク彼ト漸々患者ガ同系ト見做シタル色採（いろどり）ヲ撰バシメシニ即チ赤即チ緑即チ褐即チ灰…漸（ようや）クニシテ
赤緑色盲タルコトヲ発見セリ聞ク此学生ハ某省ノ貸費生ニシテ某省ノ職員ハ弁色力ノ健全ヲ要スル
者ナリト向後其職ニ当リ色盲ノ為ニ過誤ヲ来タスコトナクンバ幸ナリ吾人ハ唯某省ノ為メ杞人ノ憂（こうこ）
ヲ抱クノミ

┌─ Ｏ　p.42 色盲及其検査法ニ就テ 1910 ─────────────────────

然ルニ千八百八十一年ニ至リ英国ノ Lord Rayleigh ハ色盲ノ他ニ色神減弱ナル者ノ存在ヲ唱道セリ、即チ色感原質ノ総テヲ具備セルモ只分量ニ於テ欠損スルガ故ニ、動モスレバ弁色ヲ誤リ恰モ色盲者ノ如ク鉄道船舶等ニ危害ヲ醸スモノナリト云ヘリ、此ノ色神減弱ニ就テハ余リ世人ノ注目ヲ引カザリシモ、近来<u>ナーゲル</u>Wilibald Nagel 氏ガ特ニ研究ノ結果色盲ヨリモ一層注意ヲ要スベキモノナルヲ知レリ

┌─ Ｏ-2　p.42 ──────────────────────────────

故ニ予ノ考フル所ニ拠レバ我邦ニテモ男子ノ平均五％ハ弁色不全者ナルベシ、少クモ三％ハ存在スルモノトシテ誤リナカルベシ

┌─ Ｏ-3　p.43 ──────────────────────────────

夫レ弁色力検査ノ目的ハ成ルベク多ク異常者ヲ発見シテ警戒ヲ為スニアリ、蓋シ軽キ色神減弱ト雖トモ、職業上危険ヲ公衆ニ及ボスコト猶ホ色盲者ニ同ジキ・・・（後略）

┌─ Ｏ-4　p.43 ──────────────────────────────

予ハ昨年来<u>ナーゲル</u>氏表ニ代ユベキ一層精巧ナル殊ニ色神減弱ヲ容易ニ発見シ得ベキ表ヲ作ラントト苦心シ漸ク之ヲ完成スルニ至レリ、蓋シ色盲ハ如何ナル法例ヘバ毛糸ノ如キ法ニテモ容易ニ発見シ得ベキヲ以テ別ニ苦心ヲ要セザルモ、色神減弱ハ精巧ナル表ニ非ザレバ発見シ難キヲ以テナリ
（試作尚ホ剰餘アルヲ以テ御希望ノ諸君ニハ進呈スベシ、御実験ノ上善悪トモ評論ヲ発表セラレンコトヲ乞フ）

┌─ Ｏ-5　p.44 ──────────────────────────────

<u>ナーゲル</u>氏ハ同年五月伯林〔ベルリン〕眼科学会ニ於テ是レ迄色盲ニ因テ起リタル鉄道及船舶衝突ノ数多〔あまた〕ノ証例ヲ挙ゲ、尚ホ一ニハ運転手等ガ難ニ殉シテ証拠ノ烟滅スルコト多キト一ニハ再検査ニモ亦毛糸ヲ用ユル為メ弁色不能ヲ発見シ得ザルコトアルベシト難ゼリ、

┌─ Ｐ　p.45・52・53-54 鉄道災害ト弁色不全者トノ関係（小口忠太・全文）1912 ─

　本邦ニ於テ弁色不全者ニ関スル知見ハ永ク閑却セラレ現今尚ホ甚ダ幼稚ニシテ識者ノ注意ヲ喚起スルコト少シ
　<u>ダルトン</u>ガ始メテ色盲ヲ世ニ紹介シ<u>ウイルソン</u>ガ鉄道及船舶業ニ其ノ危険アルヲ訓〔おし〕ヘ<u>ホルムグレン</u>ガ瑞典国ニテ起リタル鉄道衝突ノ原因ヲ運転手ノ色盲ニ帰シテ以来泰西〔ヨーロッパ〕諸国ニ於テ鉄道員及船員ニ対スル弁色検査ハ頗ル重要ノモノトナリタリ

ウイリユハルド、ナーゲルガ諸般ノ記録ニ拠リテ調査セル処ニ拠レバ鉄道員ノ弁色不全ノ為メニ起リタル鉄道災害左ノ如シ

一、千八百七十五年、瑞典国Lagerlundaノ衝突、慥カニ運転手ノ色盲ニ因レリ、死者九人

一、千八百七十八年フインランドTawastehusノ衝突、「ポイントメン」ノ色盲ニ因ル

一、千八百七十七年英国Arleseyノ衝突、詳細ハ不明ナレドモ色盲ノ為メナリ

一、千八百七十三年英国ニテ詳細ハ不明

一、年号不明ウエストフアーレンノ衝突、原因色盲

一、千九百年南独逸ニテ衝突、運転手ガ緑燈ト白燈トヲ誤認セルニ因レリ　裁判ニテ色盲若シクハ色神減弱ト裁判セラル

　同ジク弁色不全ニ因ル船舶災害左ノ如シ

一、千八百七十五年、ヴイルギユアNorfolk港ニテ汽船Hsac BellトLanbermamsト衝突、原因ハ舵手ノ色盲ニ因ル

一、千八百八十一年Garfet Castinトj.h.Ramienト衝突、原因色盲

一、Floridaニテ汽船City of Austinノ破砕、原因ハ有色浮標ヲ誤認セルニ因ル

一、千九百六年コペンハーゲンニテHeimdallトOnniト衝突、舵取ノ信号燈ヲ誤認セルニ因ル

一、汽船HansaとPrimnsノ衝突、死者百〇七人

一、イクノ運河ニテTrontoトFreidisト衝突、信号燈ノ誤認ニ因ル

　以上記録ニ現ハレタル者ハ尚ホ少数ナレドモ実際ハ尚ホ多数アルナラム如何トナレバ一ニハ運転手等ガ職ニ殉ジテ証拠ヲ湮滅スルコトアルト、二ニハ災害後ノ裁判ノ時運転手等ノ色神ヲ検スルニ毛糸撰出法等不確実ナル方法ヲ用ヒ実際存スル弁色不全ヲモ誤脱スルコトアルガ故ナリ、況ンヤ偶々鉄道ノ衝突アルモ概ネ之ヲ職員ノ懈怠ニ帰シ、若クハ労働過激ニ帰シ信号ノ過誤ヲ毫モ弁色如何ニ省ミザルニ於テ其ノ発見セザルコト怪ムニ足ラズ

　信号ニ用ヒラルヽ色ハ紅緑多シ、而モ弁色不全トシテハ紅録(ママ)盲多シ、此ノ者ハ紅色ト緑色トヲ感ゼズ然レドモ同時ニ混ズル黄色又ハ青色及灰色ノ程度即チ濃淡ニヨリ屢々両色ヲ弁別シ得ルモノナリ、然ルニ一旦両者ニ濃淡若クハ他ノ混合色無キ際ハ全ク同色ニ見ユ

　色盲者ハ概ネ自ラ弁色異常アルヲ知リ傍人モ亦注意ヲ起シ易キヲ以テ比較的危害少シ一層危険ナルハ色神減弱者ナリ

　色神減弱者ハ弁色全ク不能ナルニ非ズ、只分量的ニ弱キガ為メ時トシテ誤謬ヲ生ズ即チ紅ト緑ト相比較スレバ其ノ別ノ色タル事ヲ認識シ得レドモ、若シ色ノ飽和少ク即チ鈍暗ナル時ハ健全者ハ尚ホ明ニ認識シ得ル程度ニ於テ巳ニ両色ヲ区別スル事能ハズ、又着色物体小トナルカ若クハ遠キ時ハ弁別不能トナル、此ノ如キ者ハ昼間ハ勿論夜間ニテモ概ネ紅燈ト緑燈トヲ弁別シ得レドモ烟霧アルトキ又ハ塵埃ノ起リシ時ハ弁色著ク困難トナル、蓋シ普通ノ健全者ハ二百米突ノ距離ヨリ尚ホ遠キモ能ク容易ニ色燈ヲ区別シ得ルニ色神減弱者ハ距離近ヅカザレバ之ヲ区別スル事能ハズ、然ルニ雲霜等ノカカリタル時ハ一層近接スルヲ要シ遂ニ紅燈アル線路ニ突入スルニ至ル其ノ他紅燈ノ光強ク緑燈ノ光リ弱キトキ又ハ硝子ノ掃除ニ不同アルトキハ、紅ト緑ト反対ニ認識スル事アルベシ、総テ此色神減弱者ハ自ラ弁別不全ナルコトヲ知ラザルコト多ク傍人モ亦概ネ注意セザルヲ以テ殊ニ危険ナリ

弁色検査法トシテ毛糸撰出法ハ最モ広ク用キラレタル法ナレドモ色神減弱者ヲ発見スルニハ尚ホ精密ナラズ之ヲ遺漏スルコトアリ、又此法ハ熟練会得シタル者ノ使用スルニアラザレバ成績確実ナラズ殊ニ従来我邦ニ於テ色盲ニ関スル知識低カリシ結果ホルムグレエンガ定メタル規定ヲ知ラズシテ随意ノ方法ニテ検査スル者多ク甚ハ単ニ毛糸ノ一束ヲ出シ色ノ名ヲ問フ者スラアリタリ此ノ如キ方法ニテハ色神減弱者ハ勿論色盲ダモ発見スルコト能ハザルナリ

従テ従来弁色不全者ノ発見セラレタルコト少ク弁色検査ハ只形式ニ過ギザル感アリタリ然ルニ小官等ガ近年検査セル成績ニ拠レバ本邦ニ於テモ少クモ男子ノ三乃至五％ハ弁色不全者ナルコトヲ知リタリ

毛糸検査ニ代ルベキ他ノ方法多数出デタレドモ小官ガ最モ良法ト信ズル者ハスチルリング氏表トナーゲル氏表ナリナーゲル氏表ヲ改案シタル小口氏表ノ成績ハ尚ホ研究中ニ属ス

普国（プロセイン王国）ニテハ千九百七年十月内務省令ヲ以テ爾後鉄道員ノ弁色検査ニハ従来ノ毛糸ニ代ヘテナーゲル氏表ヲ用キルコトトナリタリ墺国（オーストリア）ニテハスチルリング氏表ト毛糸ヲ用ユ

我邦現代ノ如キ過渡期ニ於テハ泰西文化ノ吸収ニモ遅速アリ、色盲ニ関スル知見ノ如キハ遅レタル者ノ一ナルベシ、学会ノ中枢ニ於テ已ニ之ヲ閑却ス行政上ニモ関係スルコトヲ知ルベシ

最モ痛ヲ感ズル鉄道及船舶ニ於テ之ニ従事スル職員ハ国有トナル以前種々ノ会社ニ於テ其ノ採用時慥ニ精密ナル弁色検査ノ行ハレタルヤ否ヤ疑ナキニ非ラズ、又今日ト雖モ僻陬地検査法ノ何者タルヲ知ラズシテ平然健票ヲ交附スルコトナキカ、又都会ノ地ト雖モ体格検査ヲ依託セラレタル病院ノ医師ハ世ノ趨勢ヲ知ラズシテ粗漏ナル毛糸検査ヲ以テ満足スルコトナキカ、又将来其鉄道員タルベキ養成ノ機関ノ学校ニ於テ生徒ヲ募集スルトキ合理的ナ弁色検査ヲ実施セリヤ、全ク実施セザルコトナキヤ、実ニ是等ノ用意ヲ缺キテ為メニ幾多ノ惨害不幸ヲ生ジテモ原因不得要領ノ間ニ経過スルコトナキカ杞憂ニ過ギズンバ幸ナリ

終リニ弁色不全ニ因ル鉄道災害ヲ避クル方法ニ就テ卑見ヲ述ブルコト左ノ如シ

一、鉄道員ハ総テ採用ノ際充分ナル弁色検査ヲ施行ス、色盲及色神減弱者ハ不合格トス

従来使用ノ者ハ随時弁色検査ヲ行フノ必要アリ

二、弁色検査ノ方法ハ最善ノ者タルベシ、然レドモ憾ムラクハ今日尚ホ最善ト称スベキ者ナシ、故ニ　実験上比較的最モ精確ノ法ヲ用ユベシ、殊ニ色神減弱者ヲ誤脱スルコトナキヲ要ス

三、検査医官（若クハ医師）ハ弁色不全ニ関スル智識殊ニ実験ニ富ミタル者タルベシ、書物上又ハ講義ニ因リテ得タルノミニテハ不可ナリ、実際自ラ弁色不全者ヲ発見シテ研究自得シタル者ニ非ラザレバ充分ナラズ

四、弁色検査ハ毎年一回或ハ二年ニ一回之ヲ施行ス、弁色不全者ハ概ネ先天性ニシテ之ヲ反復施行スル必要ナキガ如キモ稀ニハ視神経等ノ疾患ニ因リ後天性ニモ生ズルコトアルト又誤テ雇入セル不全者ヲ発見スルコトアルガ故ナリ

五、鉄道災害ニシテ若シ信号ニ関スル過失タル疑アルトキハ信号ニ発レル職員ニ悉皆綿密ナル弁色検査ヲ行ヒ弁色ニ関スル過失ナルヤ否ヤヲ明ラニス（ママ）

（明治四十三年十月二十六日調）

Q　p.46-47 新撰色盲検査表 緒言 1913

信号ニ依リテ左右セラル、鉄道員又ハ船員等ハ、綿密ナル検査ヲ施シ、色神健全ナルニアラザレバ採用ヲ許サザルニ至レリ。此等ノ危険ヲ伴フ特殊ノ職業ニ従事スル者ニ対シ、厳重ナル検査ヲ施スノ必要ナルハ勿論、将来職業ヲ撰択セントスル人、亦タ予メ色神ノ健否ヲ知リ其方途ヲ定メザル可カラズ。然シテ色神ノ検査ハ、極メテ綿密ナル注意ヲ要シ、粗雑ナル方法ヲ以テシテハ容易ニ色神障碍ノ有無ヲ判知シ得ザルノミナラズ、被験者中ニハ、就職ノ関係等ニ依リ、勉メテ隠蔽セントスル者アリテ益々其検査ヲ困難ナラシムガ故ニ、一層慎重ナラザル可カラズ。

R　【p.48-49 Nagel WA. Ueber die Gefahren der Farbenblindheit im Eisenbahn und Marinedienst. Centrabl Prakt Augenheilkd. 1907】

4) Herr W. Nagel: Über die Gefahren der Farbenblindheit im Eisenbahn - und Marinedienst.

Unter den verschiedenen Argumenten, die vonseiten der Mitglieder der Seebernfsgenossenschaft in Hamburg gegen die vom Reichsamt des Innern geplante Nenordnung der offiziellen Farbensinnsprüfung vorgebracht wurden, kehrt immer wieder die Behauptung, es seien keine Unfälle zur See und bei der Bahn bekannt, die durch Farbenblindheit oder gar durch anomales Farbensehen bedingt waren.

Dazu ist folgendes mitzuteilen:

I Eisenbahnunfälle

1) Zusammenstoßbei Lagerlunda in Schweden, 1875, 9 Tote. Sicher durch Farbenblindheit des Lokomotivführers herbeigeführt.

2) Eisenbahnunglück bei Tawastehus(Finnland) 1878; Ursache: Farbenblindheit des Weichenwärters.

3) Eisenbahnunglück bei Arlesey in England, um 1877; Einzelheiten unbekannt. Farbenblindheit als Ursache angegeben.

4) Eisenbahnunglück in England 1873; Farbenblindheit wurde als Ursache angegeben. Näheres nicht bekannt.

5) Eisenbahnunglück bei Bucke in Westfalen; Farbenblindheit als Ursache angegeben. Näheres nicht bekannt.

6) Zusammenstoß bei O. in Süddentschland, 1900. Ursache: Verwechselung eines grünen Lichtes mit einem weißen durch den Lokomotivführer. Dieser ist nach Ansicht der Sachverständigen entweder farbenblind oder anomaler Trichomat.

II Schiffsunfälle.

1) Zusammenstoß (1875) der Dumpfer „Isaac Bell" und „Lumbermann" an der Küste bei Norfolk, Virginia. L. sank. Der Steuermann hatte die Signallichter verwechselt, wurde später

als farbenblind erkannt. 10 Personen ertranken (Bickerton).

2) Zusammenstoß (1881) von „Carbet Castle" mit „T. H. Ramien". Ursache: Farbenblindheit (B.).

3) Scheitern des Dampfers „City of Austin" bei Florida. Ursache: Verwechselung der farbigen Bojen durch einen Farbenblinden. Angeblich erworbene Farbenblindheit(B.).

4) Zusammenstoß der Damfer „Hansa" und „Primus" auf der Unterelbe; 107 Tote. Farbenblindheit war die wahrscheinlichste Ursache, wurde aber erst 1907 auf Veranlassung des Vortragenden bei dem Kapitän des „Primus" festgestellt.

5) Zusammenstoß von „Heimdall" und „Onni" bei Kopenhagen, 1906. Ursache: Verwechselung der Signallichter. Farbenblindheit ausgeschlossen. Der schuldige Steuermann könnte ein „Rotanomaler" gewesen sein, oder es könnte erworbene Farbensinosstörung vorgelegen haben.

6) Zusammenstoß von „Toronto" und „Freidis" im irischen Kanal. Ausguck hat die Lichter verwechselt; wurde nicht auf Farbenblindheit untersucht, sondern nur gefragt, ob er farbenblind wäre.(!) (B.)

Ⅲ. Verhütete Unfälle.

 Bickerton berichtet genau über fünf Fälle, in denen auf Schiffen ein durch Farbenblindbheit bedingtes falsches Kommando noch im letzten Augenblick durch eine zweite farbentüchtige Person verhindert wurde. In einem Fall wurde das Seitenlicht eines Dampfers mit einem rot-weiß wechselnden Leuchtturmlicht verwechhselt.

 Die Kenntnis der letztgenannten Fälle sowie mehrerer der unter Ⅰ und Ⅱ genannten verdanke ich Herrn Hofrat Dr.Zeitlmann, der sie aus der weit zerstreuten und zum Teil schwer zugänglichen Literatur gesammelt hat.

 Wenn in den mitgeteilten Fällen von „Farbenblindheit" die Rede ist, ist damit nicht gesagt, daß es sich um wirkliche Dichromaten handelt; es könnten auch anomale Trichomaten gewesen sein, da bei der praktischen Farbensinnsprüfung die Unterscheidung dieser beiden Typen so gut wie unmöglich ist.

S　p.56 鉄官保第1257号依命通牒 1918

一、色神減弱者ハ普通ノ場合ニ於テ実際上信号及合図旗等ノ色ヲ識別シ得ル者多キモ之レ主トシテ熟練ノ結果ニ依ルモノナリ故ニ若シ一旦天候ノ変動ニ依リ煙霧雨雪ノ場合、積雪照輝スル場合、黄昏時又ハ夕照ノ為メ一面黄褐色ヲ呈スル如キ場合ニ遭遇スルトキハ到底色神正常上ノ者如クナルヲ得ス従テ斯カル場合ニハ往々ニシテ不慮ノ災害ヲ招クコトナキニアラス

二、色神減弱者ハ仮令色ヲ識別シ得ル者ニアリテモ其識別ニ要スル時間正常者ニ比シ長シ、従テ一瞬間ニ現ハルヽ如キ色標ニ対シテハ到底完全ナル識別ヲ為スコト能ハス為ニ危険ヲ未然ニ防止スルノ余地ナカラン

三、色神減弱者ハ色神健常者ノ如ク遠距離ニ於テ色標ヲ識別スル能力ニ乏シ従テ遠方ニ在ル赤色標ハ赤色弱ノ者ニハ黒色ニ緑色弱ノ者ニハ褐色ニ見ユルカ如キコトアリ

四、色神減弱者ハ色ニ対シ疲労スルコト速ニシテ且ツ色ヲ識別スルコトニ対シ不快ノ感ヲ起ス故ニ此種ノ作業ニ長ク従事スル場合精神過労ニ陥ルコトアリ

T　p.63 交通機関の災害と色盲　新愛知新聞（全文）1920

小口忠太 愛知医科大学教授 医学博士

近来又交通機関の災害が頻発する。大阪附近では電車の衝突を反覆し、北満では悲惨なる汽車の衝突があった。其の原因は多くは不明に終るのであるが、信号に関する誤りが比較的多い。而して夫れが怠慢過失と称せらるのである。色盲（又は色弱）が鉄道及船舶災害の基となることは周知のことであるが、不思議なのは是れ迄日本で一回も証跡の挙がったことがない。尤も是は運転手の傷死することが多く又幸に生て居ても色盲検査を行はない以上は発見し得る筈がない。又行っても不完全な検査法では発見し得ない。然るに西洋では千八百七十五年瑞典のラーゲルルンダの汽車衝突に、夫れが運転手の色盲に基因せることが発見されて以来、千九百七年にナーケル氏が調査せる迄に多数の証跡が上がって居る。先づ鉄道では

一、前記「ラーゲルルンダ」の衝突、死者九人

二、「タワステフス」（芬蘭）の衝突、千八百七十八年

三、「アーレサイ」（英国）千八百七十七年

四、「プッケー」（ウエストフアーレン）の衝突

五、南独逸オー駅の衝突、運転手が緑燈を白燈と見誤りたる為めにして色盲と鑑定せらる

船舶では

一、「ノルフォルク」港（ヴイルギニア）にて千八百七十五年「イサアクベル」号と「ルンベルマン」号との衝突、ル号沈没、柁手が信号燈を見誤りたるに由る

二、「カーペット」号と「ラミアン」号との衝突、千八百八十年

三、「シチー、オブ、オースチン」号の坐礁（フロリダ）

四、「ハンザ」号「プリムス」号との衝突（エルベ川）、千九百七年、死者百七人

五、「ハイムダル」号と「オンニー」号との衝突（コーペンハーゲン）、千九百六年

六、「トロント」号と「フレーヂス」号との衝突（愛蘭運河）

其の他衝突する前に、他の健全者の為め支えられた例が多数ある。我邦では色盲に関する知識が以前甚だ遅れて居て僅々海軍が注意したのみであったが今から十年許り前に、丁度目下当師団に在る橋本軍医部長が陸軍省に居らるる頃矢釜しくなり、同氏等の尽力で私が試作した色盲検査表を全国の連隊区司令部に送付して、徴兵検査に使って見た処が、意外に多いのを発見した頃から世人が注

－81－

意する様になったのである。又私は当時の鉄道院総裁後藤男爵に進言したこともあるが、現今では鉄道当局でも精密な検査が行われ居ること信ずる。然れども往々被検査が検査に漏るることがあり易い（此の漏らさぬと云うことが実際は困難である）。又検査法が悪いと発見し得ないことがある。私は一昨年頃満鉄の或る駅の転轍手（てんてつしゅ）が色盲であったのを発見したことがある。故に法律で交通機関一般に通じた厳重な規則を定める必要があると思う。又災害のあった時殊に信号に関して起つた災害の時は、必ず関係者の色覚検査を行って災害原因調査の資料とすべきである。若し是が正確に行はれたら、私は此の関係を発覚する場合が必ずしも無きに非ずと信ずる。

（附記是れは先日行った講演の内容と同一ではないことを特に申添えて置く）

データ作成:2002.7 神戸大学附属図書館，神戸大学経済経営研究所 新聞記事文庫・新愛知新聞 1920.10.28，01交通（第2巻・111），神戸大学経済経営研究所 新聞記事文庫 交通（02-111），新愛知 1920.10.28（大正9）

U　p.65　校醫としての視力及色神検査法 1923

先天性紅緑盲及同色弱者ガ如何ナル職業ヲ選択スルベキヤハ本人ノ幸福ト社会ノ利益為メ甚ダ必要ナ問題デアル、今日尚甚ダ閑却セラレタ感ガアル、・・・（中略）・・・
吾人眼科ニ従事スル者ハ各方面ノ教育者ト連係シテ如何ナル職業ガ色盲ニ適セヌカヲ尚充分ニ研究スベキデアル。

あとがき

　学校色盲検査は，職業適性判断の検査であるが，就職選考時や雇入時健康診断で行われる検査等とは大きく異なるものだ．その職を志望する者の適性判断検査ではなく，「特定の職業適性」について，その職業に対する志望の有無にかかわらず，一方的に適性判断を宣告する検査となる点が根本的に異なる．さらに，学校色盲検査は少数色覚者（色盲）を見つけ出すために，全員に検査を課すもので，先天的な遺伝情報を見つけ出すものでもあった．そして，その判定を「色盲の有無」または「異常・正常」等の言葉で，子どもたちや保護者に伝えるだけのものだった．

　もっとも，検査により「異常なし」とされる大多数の子どもたちにとっては，どこが検査なのかわからない程度の「簡単な」検査で，検査表を見ても「だれでも読める」のが当たり前と思うだろう．「石原式検査表が読めない者」を見たときは，驚き，なぜ読めないのか不可解でもあっただろう．そのため，色盲検査が繰り返されれば繰り返されるほど，「石原式検査表が読めない者」は，「学校で調べる必要があるほどの重大な欠陥を持つ者」という認識を，周囲に，さらに大多数の家庭，わたしたちの社会全体に根付かせていく役目も果たしていった．これは色盲検査による子どもたちの分断につながった．そしてそれが，実に80年にわたって制度として行われてきた．

　さらに深刻なのは，家族の中での分断だった．伴性潜性遺伝の法則から，父親が少数色覚者の場合，息子に少数色覚は遺伝せず，娘が保因者となる．保因者が母親となった場合，息子が少数色覚者となる確率は2分の1だ．母方の祖父とともに暮らせば，同じ少数色覚者となるが，少子化・核家族化が進むと，自分の色の感じ方の理解者は家族の中では見つからない．理解されない．これは家族の分断だと言える．

　ホルムグレンは，「色盲検査は医師の診断を必要としない」と述べている．日本でも，伝来以来，色盲は眼科医の中で重要視されることはあまりなかったようだ．近視やトラホームのように他に重要視されることが多くあっただろう．そのため，色覚異常は興味を持たれず，その研究はなおざりにされた時期もあった．そのような中での研究は，排除の対象者をいかに抜き出すかが主たる内容だった．熱意ある一部の眼科医が，検査の必要性を強く喚起する場面が見えてきたが，その必要性を感じる度合いは眼科医の中でもかなり差があったようだ．それは，現在でも同じではないだろうか．

　学校色盲検査制度が始まった当初，日本が世界に誇る検査制度の確立と位置づけられ，その必要性は制度運営開始後さらに喚起されていく．昭和になると，学校では「色盲の子ども

を産まないための指導（結婚差別）」が授業で教えられたり，「色盲矯正」や「治療方法」が模索されていく．戦後の学校保健の中で示される色覚検査の目的や方法は，二転三転していった．俯瞰すると，筆者にはまさに迷走状態に見える．いかに「色盲から逃れるか」に当事者家族の関心が集まり，「色盲が治る」という似非治療が大々的に宣伝され，当事者や保護者が多額の「治療費」を支払わせられることも多かった．これら本書では触れるに至っていない点については，機会があればまた紹介したいと考えているが，最後に現在の状況について触れておきたい．

　2016年度の国の「学校色覚検査推奨」により，検査を実施している地域や学校等も少なくない．そしてその実施状況は，学校間や地域（教育行政）間によって大きな差を生じさせてもいる．かつてのように多くの児童生徒に厳密に行っているところもあれば，学校で行わないものの医師による検査を推奨する学校，さらに「検査の呼びかけ」に応じた者にのみ検査したり，検査の希望者がないためか「現在残る色覚による制限」を「お便り」で家庭に知らせたりする学校もある．その「お便り」は，少数色覚者家族にとっては「現在も残る色覚制限」に従うことの強要につながるのだが，ここに合理的配慮という視点も，ヒトの多様性という概念もない．「色の判別ができないのだから，これらの職業は避けるのが適当である」という1世紀以上前に始まった学校色盲検査の精神が，この国には根づいたままなのだ．それが放置されたまま，検査の対応は，それぞれの教育行政や学校等に丸投げの状態だ．「指導」に忠実な学校は，それを善意として熱心に行っている．しかしそれは，「正常・異常」という分断の再生産に確実につながっているのだ．筆者には，そこが悩ましい．

　「色覚の違いについて正しい知識を身につけましょう」「子どもたちが正しい理解ができる場をつくりましょう」．筆者は，そう呼びかけている．色覚の違いはヒトの多様性で優劣などないという理解や，今現在の正確な就労に関わる情報を知ることが大切だ．少数色覚の子どもたちやその家族には，正しい理解により，少数色覚をマイナスとして受け止めてほしくない．不合理な場面に出会ったら，それをそのまま甘受してほしくない．同時に，多数色覚者にも正しい理解を求めたい．マイノリティが受ける不合理の解消には，マジョリティの理解が必要だからだ．また，色覚多様性に関わる人権問題は，色覚検査をしなければよいのだという問題でもない．それではいつまで経っても，「少数色覚者は鉄道事故を起こす」などという過去流布した誤った情報を断ち切ることはできないからだ．

　学校色盲検査は，学校で行ってきたにもかかわらず，色覚について学習するという視点や場が設けられることはなかった．この過去は変えられない．しかし，未来は変えることができる．色覚多様性の理解を広く進めればよいのだ．そうすれば，少数色覚に限らず，色の感じ方の違いが肯定的に受け止められるようになり，相互理解や色覚バリアフリーがさらに進むと思う．

本書で述べた学校色盲検査に至る経緯で「全貌を明らかにした」などとは，けっして言えないだろう．異なる視点から見れば別の一面が見えてくることもあるからだ．筆者自身，記録や検証が不十分なことがらを安易に事実と思い込み，それを根拠にして，次の主張を述べたり根拠のない事実を鵜呑みにしたりして，事実誤認を拡散していないと断言はできないと感じたからだ．

謝 辞

　本書は多くの方々のご支援をいただいて完成させることができた．平松千尋さん（九州大学芸術工学研究院准教授）には，本書の執筆段階から，色覚多様性について専門的な立場よりご指導いただき，本書の資料収集にもご支援いただいた．川端裕人さん（小説家・ノンフィクション作家）にも，内容や用語表記に貴重なご助言をいただいた．先駆的な研究をされている徳川直人さん（東北大学大学院情報科学研究科教授）からいただいた多くのご指摘は，本書だけでなく，今後さらに役立てさせていただくだろう．スウェーデンの取材では，「ラーゲルンダ」の著者の一人Lillie Cavoniusuさん，Lagerlunda農場主のFredrik Lagerfeltさん，通訳をしてくれたChristoffer Hallinさん・宮本三千代さんご家族からもご支援と多くのことを学ぶ機会をいただき，感謝につきない．

　20年来の少数色覚の友，伊藤善規さん，金井宏司さんとは，再び色覚の本づくりで有意義で楽しい時間を過ごすことができた．

　しきかく学習カラーメイトに集う仲間にも多大な支えをいただいている．その中でも，ごとうあさほさんの心強いサポートなくして本書も完成はなしえなかった．また，ともに活動しながら別れも告げずに旅立った刎頸の友，田川智之に謹んで本書を捧げる．

　最後に，多くの方々に助けていただきながら，なお誤認やミスがあるとしたら，それは筆者が責めを負うべきものであることを申し添えておく．

　間違いや補完する事実をご教示いただければ幸いに思う．

学校色盲検査が始まるまで

2024年4月17日　初版発行	著　者　　尾家　宏昭 Hiroaki Oie

　　　　　　　　　　　　発行所　しきかく学習カラーメイト　　https://color-mate.net
　　　　　　　　　　　　発売元　学術研究出版　　https://arpub.jp
　　　　　　　　　　　　〒670-0933　兵庫県姫路市平野町62
　　　　　　　　　　　　［販売］Tel.079(280)2727 Fax.079(244)1482　［制作］Tel.079(222)5372
　　　　　　　　　　　　印刷所　小野高速印刷株式会社
　　　　　　　　　　　　©しきかく学習カラーメイト 2024, Printed in Japan
　　　　　　　　　　　　ISBN978-4-911008-52-2

乱丁本・落丁本は送料小社負担でお取り換えいたします。

見やすく読みまちがえにくい
ユニバーサルデザインフォントを採用しています。

本書のコピー、スキャン、デジタル化等の無断複製は著作権法上での例外を除き禁じられています。本書を代行業者等の第三者に依頼してスキャンやデジタル化することは、たとえ個人や家庭内の利用でも一切認められておりません。

しきかく学習カラーメイト　書籍のご案内

　しきかく学習カラーメイトは，色覚多様性やその人権問題（色覚問題）について，ともに学んでいこうという集まりです．会という組織の概念も会員というものもありません．自分たちが学習する中で学んだことを，学習資料や教材として自費出版し，その頒布も行っています．ぜひご活用ください．

ラーゲルンダの鉄道衝突事故と色覚検査の導入　｜色覚検査の歴史1｜

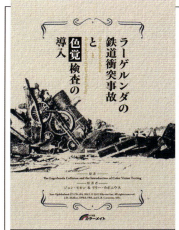

「色覚検査表が読めない」と「就くことができない職業があると言われる」．その根拠として述べられるのが，「かつて色覚異常が原因で多くの鉄道や船舶事故が起きた」という説明だ．この説明は1875年にスウェーデンのラーゲルンダで起きた鉄道衝突事故から始まる．本書は，2012年に世界色覚学会の会長を長年務めるケンブリッジ大学のプロフェッサーであるジョン・モロン氏・スウェーデンの大学教授リリー・カボニウス氏が共著発表した論文の日本語版だ．同事故の原因を多方面から検証するだけでなく，これまで明らかにされていなかった「少数色覚者が信号を見誤ることを証明した実証実験」に驚くべきトリックが使われていたことを明らかにしている．　　　　　　　　　　2023刊

　　　原作　ジョン・モロン（J.D. Mollon）　&　リリー・カボニウス（L.R. Cavonius）
　　　　"The Lagerlunda Collision and the Introduction of Color Vision Testing"
　　日本語版作成　尾家宏昭　　監修　平松千尋
　　　　定価 3,060円（本体2,800円＋税10%）　ISBN978-4-910733-92-0

　　　　　　カラーメイトオンラインショップで購入すると「注釈・補足説明」を同封し，お届けします．

取扱説明書改訂版　教育用色覚検査表 Color Mate Test 「色のなかま」テスト

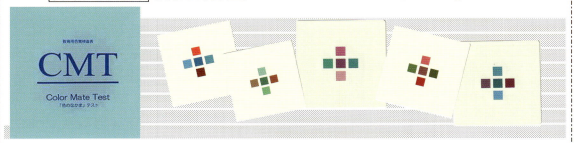

　1995年「つくられた障害『色盲』」の著者で知られる眼科医高柳泰世が創案開発，色彩学者で少数色覚者でもある金子隆芳が色彩設計した教育現場に役立てるための色覚検査表．
　しきかく学習カラーメイトは，2022年に高柳氏より，当検査表の販売委託を受諾．それにあわせ，高柳氏の監修のもと添付の取扱説明書を子ども自身や保護者説明に活用できる資料も付け加えるなど大幅に増補改訂し，取扱説明書改訂版として販売．その活用が全国に広がっている．　　　　　　　　　　2022刊

　創案開発　髙柳泰世　　/　　色彩設計　金子隆芳　　/　　取扱説明書原著者，ならびに改訂版取扱説明書監修　髙柳泰世
　改訂版取扱説明書著　大石由紀子　&　ごとうあさほ　&　尾家宏昭（しきかく学習カラーメイト）
　改訂版取扱説明書　マンガ・イラスト　金孝源（キム・ヒョウォン・別府大学文学部准教授）
　《付録》DVD（色のバリアフリーをめざして～色覚特性を正しく知る～）　/　説明配付資料（CMTの記録・CMT縮刷　見本）
　定価 3,300円（本体3,000円＋税10%）　ISBN978-4-910733-45-6

　　　関連・別売品　◎ 改訂版取扱説明書と添付説明配付資料　1セット 550円（税込・送料別）
　　　　　　　　　　◎ CMTの記録(10枚)　1セット 440円（税込・送料別）
　　　　　　　　　　◎ CMT縮刷(5種各10枚 計50枚)　1セット 440円（税込・送料別）
　　　　　　　　　　　　カラーメイトオンラインショップで販売しています

子どもたちといっしょに色覚のちがいを正しく学習しませんか・・・？

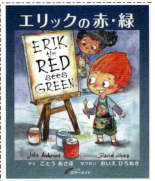

小学校低学年から　絵本 エリックの赤・緑

明るく元気な赤毛のエリック．最近，なぜか宿題の質問を見のがしたり，サッカーで相手チームにパスしたりと失敗が続きます．ある日，エリックが描いている「自分の絵」を見て，みんなびっくり！　でもアナベルはにっこりほほえみました．「あなた，カラーブラインドね．心配しないで．わたしのパパもカラーブラインドなの」

お医者さんに診てもらったエリックは，クラスメイトに自分の「ちょっと変わった色覚」の説明をします．そして，エリックと両親，学校の先生たち，クラスメイトは，彼といっしょにうまく過ごしていくための方法を見つけ出していきます．（対象年齢：6～12歳）　2021刊

原作　ジュリー・アンダーソン（Julie Anderson）＆ デビット・ロペス（David López）
"ERIK the RED sees GREEN : A Story about Color Blindness"
翻訳　ごとう あさほ ／ 色と色の感じ方のちがいとは（説明）尾家 宏昭
サイズ 210×260mm　全34ページ（うち説明 4ページ）
定価 2,750円（本体2,500円＋税10％）　ISBN 978-4-910415-59-8

－ 累計10万部突破！
カラーメイトの色覚学習マンガ

小学校中学年から
マンガ「はじめて色覚にであう本」
小学4年生をおもな読者対象として作成したカラーメイトの本第1作．巻末に「おうちのかたへ」を掲載．
B5版 12P　定価77円（70円＋税10％）2017刊

教員・保護者向け
「はじめて色覚にであう本」利用の手引き
B5版 8P　定価66円（60円＋税10％）2017刊

中学生・高校生向け
マンガ「検査のまえによむ色覚の本」
中高生向けに作成したカラーメイト第2作．おもに進路に関わる問題をとりあげました．　2019刊
B5版 16P　定価110円（100円＋税10％）

教員・保護者向け
「検査のまえによむ色覚の本」利用の手引き
B5版 12P　定価77円（70円＋税10％）2019刊

※ 上記各1冊 計4冊セット　330円（税込）カラーメイトHPより購入できます

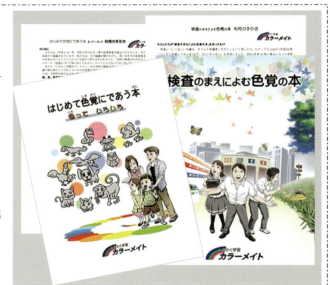

・主として集団読書用，または色覚について学ぶ授業用副読本として作成しました．1冊が安価なため，一般書店やインターネット書店では下記のセットしか販売できません．1冊ずつの購入は，しきかく学習カラーメイトのホームページで可能です．ぜひご利用ください．
●はじめて色覚にであう本・・・30冊セット2,310円（税込・手引き1冊付）ISBN978-4-86587-260-9，20冊セット1,540円（込）978-4-86584-259-3，●はじめて色覚にであう本利用の手引き・・・30冊セット1,980円（込）978-4-86584-261-6，●検査のまえによむ色覚の本・・・30冊セット3,300円（込・手引き1冊付）978-4-86584-383-5，20冊セット2,200円（込）978-4-86584-384-2，●検査のまえによむ色覚の本利用の手引き・・・30冊セット2,310円（込）978-4-86584-385-9，20冊セット1,540円（込）978-4-86584-386-6．ご不明な点は，お問い合わせください．

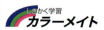
URL　https://color-mate.net/

カラーメイト オンラインショップ（BASE）
URL　https://colormate.base.shop/
お問い合わせ Mail　info@color-mate.net